故事里的精神心理学丛书

沉默的呐喊

自我伤害的背后

北京市海淀区心理康复医院　编著

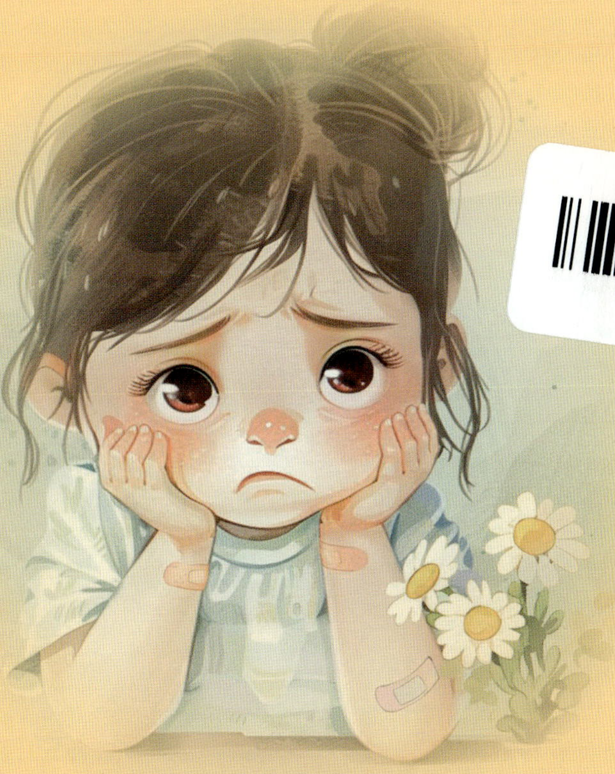

知识产权出版社
全国百佳图书出版单位
—北京—

图书在版编目（CIP）数据

沉默的呐喊：自我伤害的背后 / 北京市海淀区心理康复医院编著 . —北京：知识产权出版社，2025.6. —（故事里的精神心理学丛书）. —ISBN 978-7-5130-9818-2

Ⅰ. R395.6-49

中国国家版本馆 CIP 数据核字第 2025D6A091 号

责任编辑： 刘林波

责任校对： 王　岩

责任印制： 刘译文

封面设计： 智兴设计室 · 索晓青

版式设计： 智兴设计室 · 熊　薇

插图提供： 星火映画 · 鄢丽艳　牛志行　孙佳缘

供图说明： 本书插图采用 AI 技术辅助创作

故事里的精神心理学丛书

沉默的呐喊：自我伤害的背后

北京市海淀区心理康复医院　编著

出版发行： 知识产权出版社有限责任公司	**网　　址：** http：//www.ipph.cn
社　　址： 北京市海淀区气象路 50 号院	**邮　　编：** 100081
责编电话： 010-82000860 转 8787	**责编邮箱：** liumuu@qq.com
发行电话： 010-82000860 转 8101/8102	**发行传真：** 010-82000893/82005070/82000270
印　　刷： 天津嘉恒印务有限公司	**经　　销：** 新华书店、各大网上书店及相关专业书店
开　　本： 787mm × 1092mm　1/16	**印　　张：** 5.25
版　　次： 2025 年 6 月第 1 版	**印　　次：** 2025 年 6 月第 1 次印刷
字　　数： 77 千字	**定　　价：** 39.00 元

ISBN 978-7-5130-9818-2

编 委 会

丛 书 序

儿童青少年时期是孩子身心发育的关键阶段。在这个阶段，孩子们如同蓬勃生长的树苗，快速拔节。生理上，他们体内激素水平发生着剧烈变化，大脑也处于迅猛发育之中，神经元不断建立新的连接，神经环路逐步塑造完善；同时，他们的心理状态也发生着巨变，认知方式逐渐从具象向抽象过渡，自我意识开始觉醒并迅速发展，情感世界日益丰富却又缺乏足够的调节能力；此外，在社交方面，他们开始尝试摆脱对家庭的依赖，试图融入同伴群体中。

这个阶段，无论对孩子还是家庭，都充满了挑战。2024 年联合国儿童基金会发布的青少年心理健康报告中指出，据估算，全球超过 14% 的 10~19 岁儿童青少年患有世界卫生组织定义的精神疾病（约每 7 名儿童青少年中有 1 人），约 4.4% 的 10~14 岁儿童和 5.5% 的 15~19 岁青少年患有焦虑症；约 1.4% 的 10~14 岁儿童和 3.5% 的 15~19 岁青少年患有抑郁症。2021 年首个中国少年儿童精神疾病患病率的流调报告显示，我国儿童青少年整体精神障碍流行率为 17.5%。从精神疾病的首发年龄分析，50% 的精神疾病首次发病于 14 岁之前。

因此，帮助家长和教师理解、辨别以及有效处理孩子的精神心理问题刻不容缓。过往诸多关于儿童青少年心理养育的书籍，往往侧重于心理学知识的传授，虽为家长构建了一定的知识框架，然而，家长在实际生活中，面对孩子复杂多变的情绪与行为时，依旧常常感到迷茫无措。

本丛书独树一帜地精准聚焦于儿童青少年精神疾病的早期识别与筛查。每一个案例都是一扇窗，透过它，家长得以窥视到那些细微却关键的早期信号，帮助家长在疾病初萌之时，采取有效的干预措施。

每册书中精心整理的诊疗案例，从常见的情绪障碍到较为隐匿的发展性问题，涵盖了广泛的精神疾病类型。每个案例不仅深入剖析了疾病的外在表现，更追溯其根源，将晦涩的医学知识转化为通俗易懂的家长指南。通过这些案例，家长能够学会如何从孩子的日常行为、言语交流、情绪变化等方面捕捉到不寻常的蛛丝马迹。

本丛书强调实战性与实用性，为家长提供了有力支持，助力他们成为孩子心灵的最佳守护者。愿每一位翻开此书的家长，都能从中汲取智慧与力量，为孩子的精神苗圃引来春日与暖阳。

王 刚

首都医科大学附属北京安定医院院长

前　言

在孩子的成长过程中，心理健康问题日益引起家长和老师的重视。面对孩子在无助和绝望中作出的自我伤害的行为，许多家长和老师感到束手无策，承受了深深的痛苦和困惑。我们希望通过《沉默的呐喊：自我伤害的背后》这本书，为您提供科学而全面的指导，帮助您更好地理解和应对这一复杂的问题。

自我伤害行为，是个体用来表达内心痛苦的一种极端方式。这种行为不仅仅是身体上的伤害，更是情感和心理上的呼救。孩子们可能因为各种原因陷入情绪困扰，如：家庭压力、学业压力、人际关系问题等。在这些压力下，他们可能感到无助、孤独，甚至绝望。在这种情况下，自我伤害有时会成为他们宣泄情感、寻求解脱的一种手段。

在这本书中，我们从定义和成因、识别和处理的方法、专业的治疗和长期的支持计划来探讨自我伤害。我们希望通过这些内容，帮助家长和老师理解孩子们的内心世界，找到有效的应对策略。

首先，本书会介绍自我伤害的定义及其原因。自我伤害行为不仅限于常见的割伤或烧伤，还包括其他故意对自己身体造成伤害的行为，如撞击、拔毛等。这些行为通常不是为了寻求死亡，而是为了减轻内心的痛苦、表达情感或寻求控制感。自我伤害的原因复杂多样，包括低自尊、情感调节困难、完美主义倾向、创伤经历等。了解这些原因，可以帮助家长和老师更好地理解孩子的行为，找到有针对性的解决方法。

接下来，本书会指出如何识别自我伤害的早期迹象。孩子们在受到情绪困扰时，往往会表现出一些明显的行为变化，如情绪波动大、避免社交、学业成绩下降等。通过及时识别这些迹象，家长和老师可以及早干预，防止问题进一步恶化。

在应对策略部分，本书分享了一系列实用的方法，帮助家长和老师有效应对孩子的自我伤害行为。这些方法包括建立安全的家庭和学校环境、提供情感支持、培养孩子的情绪调节能力等。同时，本书也会介绍一些专业的治疗方法，如辩证行为疗法（DBT）。该疗法通过教授情绪调节、正念、社交技能等，帮助孩子学会更健康的情感处理方式，减少自我伤害行为。

此外，我们还会提供一些紧急情况处理的建议，如制订安全计划、识别和应对自杀风险等。面对孩子的自我伤害行为，家长和老师需要保持冷静，及时寻求专业帮助，确保孩子的安全。

最后，我们将探讨长期支持和预防措施。自我伤害行为的康复是一个长期的过程，需要家庭、学校和社会的共同努力。通过建立稳定的支持系统，帮助孩子找到健康的情感表达方式，我们可以有效预防自我伤害行为的发生，维护孩子的心理健康。

《沉默的呐喊：自我伤害的背后》不仅仅是一本指导手册，更是一座桥梁，连接起孩子们的内心世界和家长、老师的理解与关爱。我们希望通过这本书，帮助您更好地理解和支持孩子，让他们在您的关爱和陪伴下，走出心理困境，迎接美好的未来。

每一个孩子的成长都需要理解和支持。在他们迷茫和痛苦时，来自家庭、学校和社会的关爱和陪伴是最重要的力量。让我们用温柔与耐心倾听每一个沉默的呐喊，给予孩子们所需的理解与支持，相信他们能够走向希望与康复的彼岸。

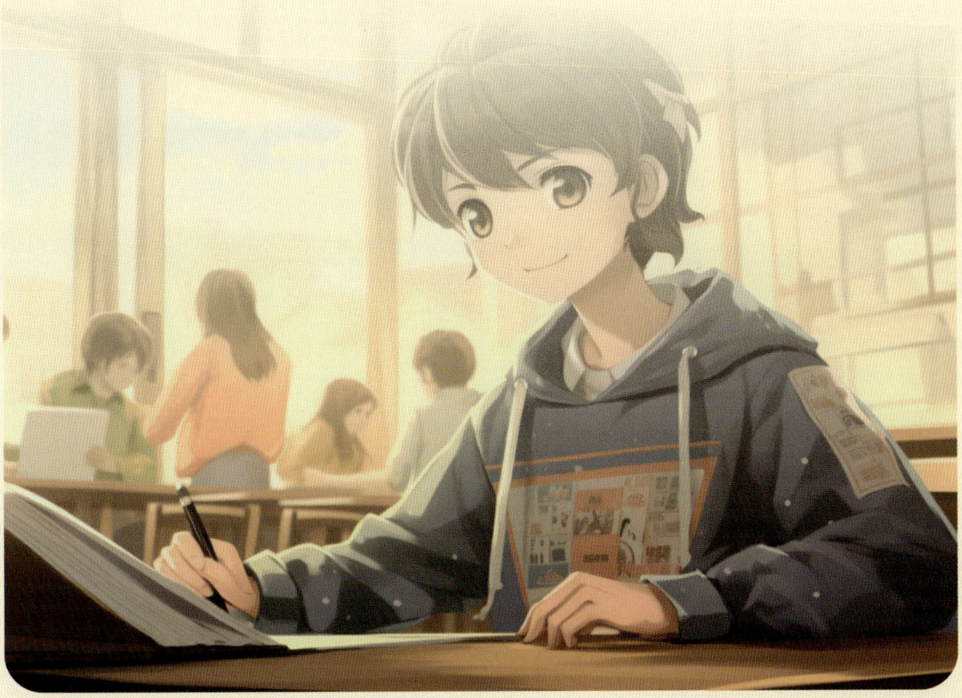

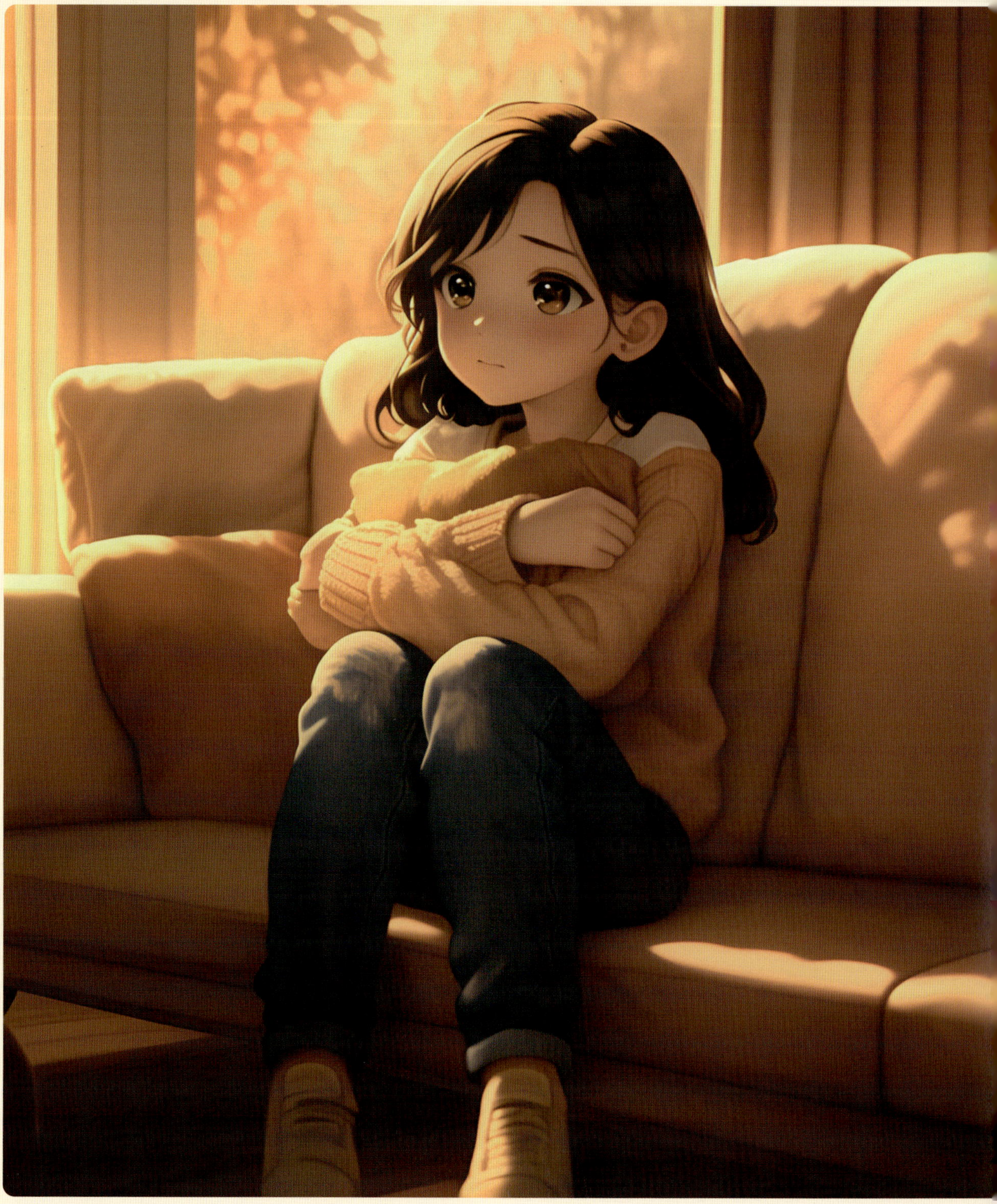

开篇故事

再小的事情都会让我尖叫、歇斯底里地哭泣

小婷从小就很焦虑，但在 13 岁时，这种焦虑变得令她难以承受。她对学校感到恐惧，总觉得朋友们不再喜欢她。她经常对朋友发火，不断与母亲争吵，她说：“再小的事情都会让我尖叫和哭泣。” 小婷的情绪问题逐渐发展成了自残行为，她频繁扇自己耳光，甚至开始用刀片割伤自己的手臂，以此来释放内心的痛苦。

小婷妈妈注意到了这些危险的信号。小婷难以维持日常生活，上学、做作业变得越来越困难，不仅如此，她还在自己的手臂上留下了许多伤痕。她常常只是躺在床上看手机，不愿参与任何活动。每次妈妈让她做点什么，小婷都会歇斯底里，甚至会出现恐慌发作[1]。

有一次，小婷在课堂上对同学大发雷霆。这次爆发让她的老师感到震惊，他建议小婷寻求专业的帮助。小婷自己也意识到问题的严重性。一次，她和一个关系蛮好的男孩发生了争吵，男孩用笔戳了她的后脑勺，小婷对此非常不满。这本是一个同学间小打小闹的事儿，但那次争吵后，小婷的情绪彻底崩溃了。她哭泣不止，觉得自己一无是处，所有人都会永远讨厌她。在极度的情绪崩溃中，她开始使劲扇自己耳光，用头撞墙，并用刀片反复划伤自己的手臂。那一刻，她感到绝望和无助，深陷在自我厌恶的深渊中。

[1] 恐慌发作，也称惊恐发作，是一种突如其来的惊恐体验，患者在某些情况下突然感到惊恐、失控、发疯、崩溃，好像死亡即将来临，同时伴有严重的自主功能失调，通常持续数分钟或几十分钟。

小婷妈妈意识到这是不正常的，需要专业的帮助。她认同专业的心理治疗，立即带小婷去见了一位辩证行为疗法的治疗师。通过一段时间的治疗，小婷学会了管理自己的情绪，逐步走出了情绪的低谷，并找到了应对自残冲动的方法。

经过治疗，小婷学会了如何应对生活中的日常问题，她学会了接受真正的自己。最重要的是，她学会了如何在情绪激动时冷静下来。例如，当她感到非常生气时，会大声从十数到一。这虽然简单，但对小婷来说却意义重大。她也学会了用其他健康的方式来代替自残行为，比如写日记、画画或者进行深呼吸练习。

慢慢地，小婷变得更自信、更快乐，她逐渐恢复了与朋友和家人的关系，开始积极参与学校和家庭的活动。她的妈妈也感受到了巨大的变化，母女关系得到了极大的改善。

现在的小婷，学会了在困难面前保持积极和自信。她用自己的成长经历向大家证明，任何人都可以通过努力，通过身边人的帮助，战胜内心的困扰，走出自残的阴影，过上更幸福的生活。

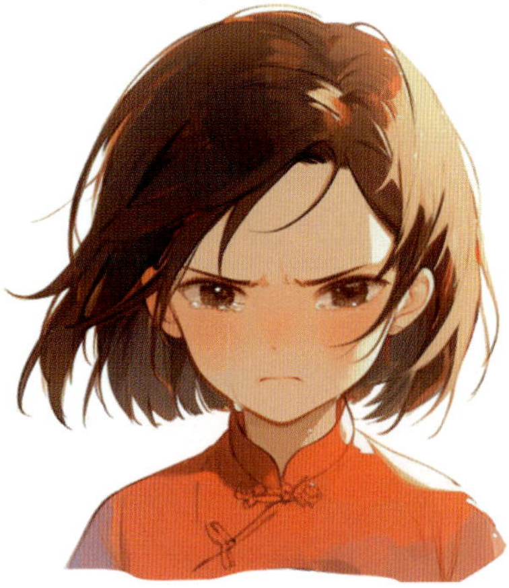

第一部分

了解自我伤害

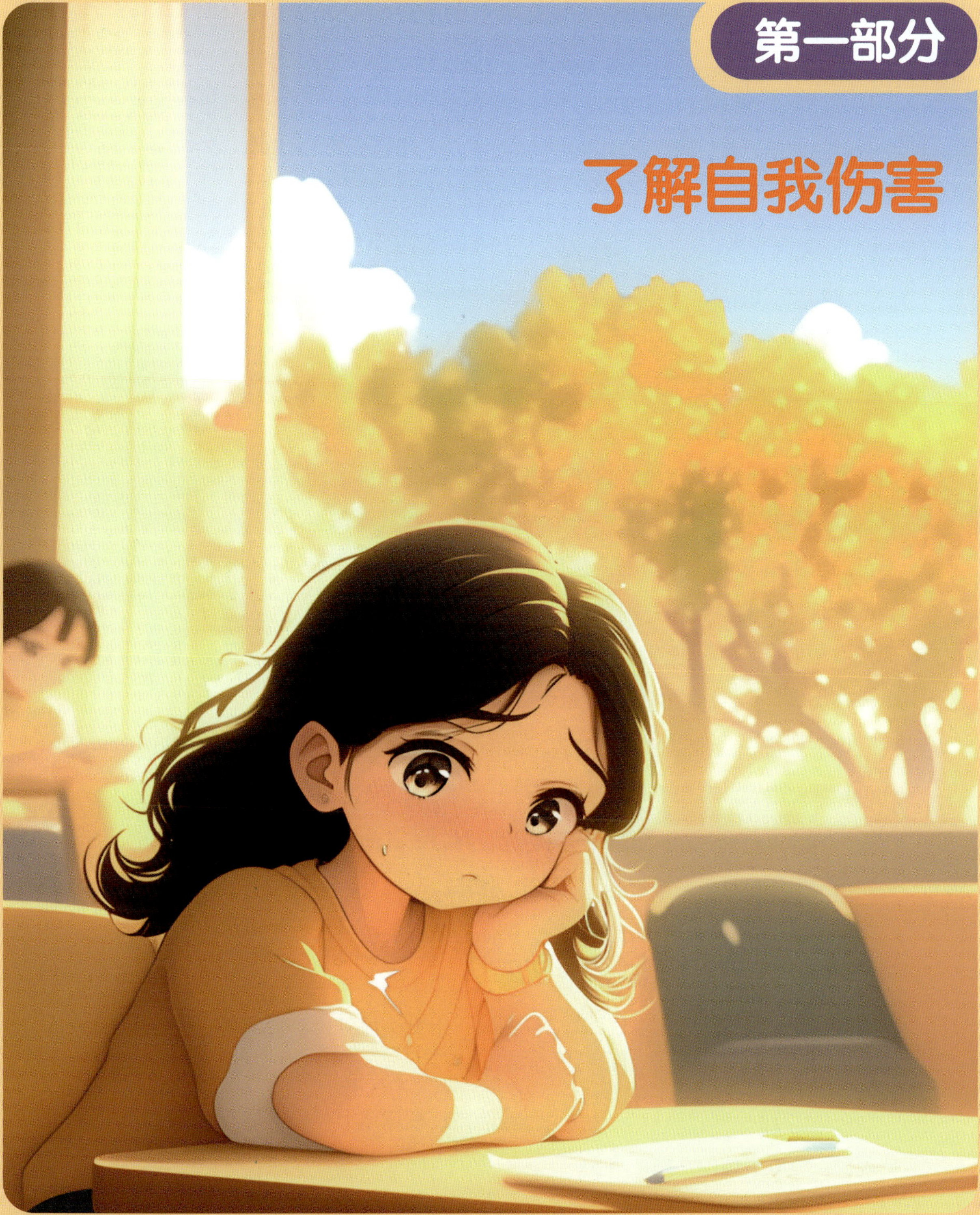

尽管自残行为往往被隐藏起来，但这种冲动在青少年中并不少见。通过治疗，许多人能够成功地克服这种行为。

与医生或值得信赖的朋友或家庭成员交谈，是理解自己行为并寻找解脱的第一步。通过及时的帮助和支持，任何人都可以走出自残的阴影，重获健康和幸福。

什么是自我伤害

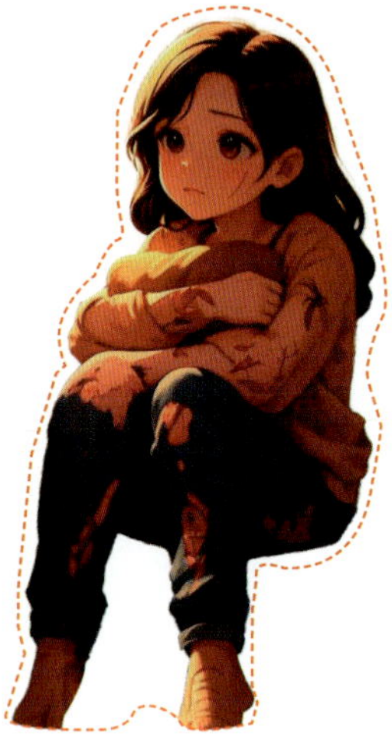

自我伤害（简称自伤）是指一个人为了缓解情感困扰而故意伤害自己。最常见的自伤方法是用锋利的物体割伤自己或抓伤皮肤，但实际上，一个人用任何形式故意伤害自己的行为都被归类为自伤，包括烧伤、拔头发，甚至让自己骨折，等等。自伤并不总是显而易见的，它可能包括你没有想到的行为，比如过度锻炼、滥用药物或酗酒、绝食或暴饮暴食、参与打架斗殴或不安全的性行为。

以下列举一些常见的自伤形式。每个人的自伤行为可能都有所不同，但无论是哪种形式，自伤都是需要重视和干预的严重问题。

- **切割或抓伤自己。**例如：用刀片、剪刀或其他锋利物体在皮肤上割出伤口，或用指甲反复抓挠皮肤，直到出现伤口。
- **用火焰或灼热物体烧伤自己。**例如：用打火机的火焰灼烧皮肤，或用点燃的香烟在皮肤上留下烫伤痕迹。
- **通过击打自己造成身体瘀伤。**例如：用拳头捶打自己的大腿或手臂，导致身体出现瘀青或肿胀。
- **把身体撞向会造成伤害的东西。**例如：故意用力撞击墙壁、家具或其他硬物，造成身体的疼痛或瘀伤。

- **过量服用药物。**例如：一次性吞下超过建议剂量的药片，尽管并不是真正想自杀，但希望通过这种方式减轻情感痛苦。
- **将物体插入身体。**例如：用针、钉子或其他尖锐物体刺入皮肤，造成流血或感染。
- **拔头发（也称拔毛癖）。**例如：反复拔掉头发、眉毛或其他体毛，导致局部脱发或皮肤损伤。

自伤是情感困扰的重要标志，不过，如果一个人持续使用自伤来应对困扰，这些不舒服的情绪不仅不会得到缓解，反而会变得更加强烈。自伤会导致羞耻感，因为频繁割伤或烧伤造成的疤痕可能是永久性的；而且，自伤行为会占用原本可以用于其他重要事情的时间和精力，比如学生可能会为了换药而旷课，或为了防止别人看到疤痕而在夏天穿长袖或者避开社交场合……这些都会对日常生活和人际关系产生负面影响。

任何人都可能作出自伤行为，但自伤在以下群体中更为常见。

- **青少年和青年。**他们处于发展和身份认同的关键时期，情感波动大，常常面临学业和社交压力的挑战。其中，在青春期初期，自伤行为最常见。
- **女性。**研究表明女性自伤的比例较高，可能因为女性在表达情感困扰时更多使用自伤的方式。
- **有边缘型人格障碍或进食障碍等心理健康问题的人。**这些人群情感困扰较多，可能会使用自伤作为调节情绪的手段。
- **童年遭受过虐待的人。**人生早期的创伤和被虐待的经历会对心理健康产生长期不良影响，增加自伤风险。
- **性少数群体。**这些群体可能受到污名化和被歧视的压力。
- **囚犯、寻求庇护者和武装部队退伍军人。**这些群体常面临高压、创伤和孤立等挑战，导致情感困扰增加，易采取自伤行为。
- **经历亲人或朋友自杀而去世的人。**他们会经历极大的情感痛苦，可能使用自伤来缓解痛苦。

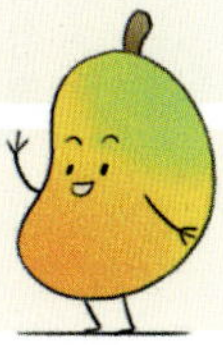

自伤的原因

当一个人面对非常强烈的负面情绪，如愤怒、挫折或痛苦，而没有找到有效的处理方法时，他们可能会产生自伤的冲动。

愤怒是每个人都会经历的情绪，但当愤怒变得非常强烈或持久时，可能会让人感到难以控制。这种无法控制的愤怒可能源于各种原因，如与家人或朋友之间的冲突、在学校受到的不公平对待或长期的压抑情绪。当孩子不知道如何健康地表达或释放这种愤怒时，他们可能会转向自伤，将其作为一种情感的宣泄手段。

挫折感通常出现在个人目标受阻、努力没有得到回报或者在学习和生活中遇到持续困难时。当这些挫折感累积起来，超出个人的承受能力时，孩子可能会感觉无助和绝望。如果他们缺乏应对挫折的技能，自伤可能被视为一种减轻这些情感痛苦的方法。

痛苦可以是情感上的，也可以是心理上的，可能由多种因素引起，如失去亲人、家庭不和、遭受欺凌或经历创伤事件。对于一些孩子或青少年来说，这种痛苦过于强烈，他们无法找到合适的方法来处理和缓解。自伤在这种情况下可能被视为一种能让他们感觉到掌控感和暂时解脱的方式。

许多自伤的人，从小就学会了隐藏或压抑自己的情绪。他们可能成长在一个不允许自由表达感受的环境中，或是经历过创伤，使得他们难以有效地应对情绪波动。缺乏情绪管理技能的人，在面对强烈情绪时，可能会感到无所适从，进而求助于自伤来寻求一种宣泄和控制的感觉。

有时，自伤会引发身体的生理反应，刺激内啡肽或止痛激素的分泌。内啡肽是一种能够产生愉悦感和减轻痛苦的化学物质，它能让人暂时感觉情绪有所提升，“痛并快乐着”。这种生理上的暂时缓解，使得自伤行为对一些人来说具有某种“自我治疗”的效果，尽管它是非常有害的。

一些人自伤是为了对抗情感麻木的状态。他们可能经历了长期的情感压抑或创伤，导致他们感觉不到自己的情绪。通过自伤，他们能够感受到疼痛，从而体验到一种“真实”的感觉。这种方式虽然极端，对他们来说却是一种尝试重新连接情感的途径。

通过理解和积极应对这些行为触发因素，教育者和家长可以帮助孩子找到更健康的方式来处理情感困扰，避免孩子陷入自伤的恶性循环。

负面循环与长期影响

自伤并非一种独立的心理疾病，而是一种行为反应，表明患者需要掌握更好的应对技巧。它常与多种心理疾病相关，如边缘型人格障碍、进食障碍、焦虑症和创伤后应激障碍等。

一个人开始自伤后，往往会感到羞愧和内疚。如果这种羞愧和内疚导致强烈的负面情绪，这个人可能会再次伤害自己，形成一种危险的循环和长期习惯。这种恶性循环不仅难以打破，还会让个体越来越依赖自伤，将其作为应对手段，这会进一步加深他的情感困境。

有些人甚至会为自伤建立起仪式感，比如在特定的时间或地点进行自伤行为，或者在自伤前后进行一系列固定的步骤。这种仪式感会强化自伤的行为，使其变得更加顽固、难以改变。

为了打破这一负面循环，教育者和家长需要提供持久的支持和理解，帮助孩子建立健康的情绪管理方法，并鼓励他们寻求专业的心理帮助。通过不断的努力和关爱，可以逐渐减轻自伤给孩子带来的负面影响，帮助孩子走向更加健康和积极的生活。

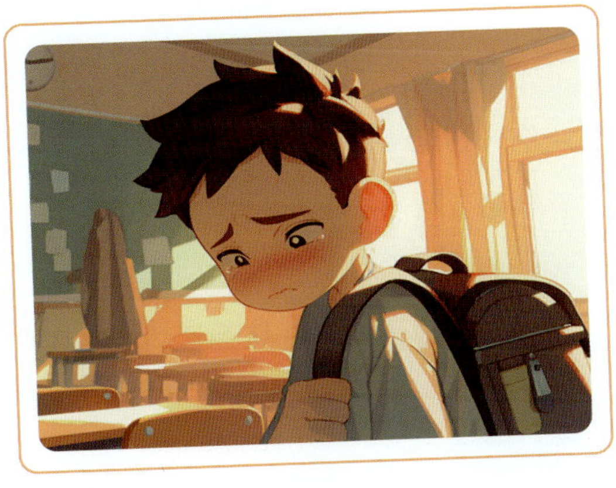

自伤和自杀的关系

在青少年和年轻人中，自伤行为并不罕见。对于父母来说，得知孩子在故意伤害自己时，他们往往会感到非常不安，许多人担心孩子会有进一步的自杀倾向。

虽然自伤和自杀（包括自杀念头、计划或尝试）之间有联系，但两者之间的关系很复杂。事实上，自伤的专业术语是“非自杀性自伤”（non-suicidal self-injury，NSSI）。

自伤和自杀之间的差别

● **意图**

自伤通常是为了缓解痛苦和改善感受，而自杀的意图则是结束痛苦，最终结束生命。

● **使用的方法**

自伤的方法通常只对身体表面造成伤害，而自杀相关的行为更具致命性。需要注意的是，进行自伤和有自杀倾向的个体，通常不会用相同的方法来实施这两种行为。例如，一个人可能会用割腕来进行自伤，但如果他有自杀倾向，可能会选择服用过量药物或跳楼等更致命的方法。

● **伤害程度和致命性**

自伤通常使用一些能够损伤身体但不足以致命的方法，例如割伤皮肤、烧伤或撞击等。这些方法一般只会造成表面的或短期的身体损伤，目的是缓解情感上的痛苦，而不是结束生命。

而自杀企图通常比标准的非自杀性自伤行为更致命，例如，服用大量药物、上吊或跳楼等。这些方法的目的是结束自己的生命，而不仅仅是对身体进行表面上的伤害。

● **频率**

自伤行为通常是定期或断断续续地发生，用来应对压力和其他情绪。这意味着自伤可能会成为一种习惯性行为，个体在感到情绪困扰时会反复多次进行。

自杀相关的行为则相对少见，通常不会像自伤那样频繁发生。自杀行为往往是更极端和罕见的行为，个体在极度绝望或情绪崩溃时才会尝试。

- **心理痛苦程度**

自伤者在进行自伤时所经历的心理痛苦，通常没有达到引发自杀念头和行为的极端程度。对许多自伤者来说，自伤可以降低他们的情绪唤醒度，使他们的情绪得到暂时的平复和控制。因此，自伤更多地被用作一种短期的情绪调节手段。

自伤和自杀共同的风险因素

- **情感高度敏感**

情感敏感的人往往对外界刺激和情绪波动反应强烈，容易感到被伤害或受挫。这种高度的情感敏感性使他们更容易感受到情感上的痛苦，从而采取自伤或产生自杀念头。

- **曾经遭受过创伤、虐待或长期压力**

经历过情感或性虐待、重大创伤或长期压力的人，常常会有深刻的心理阴影。这些创伤和压力累积起来，会导致他们感到无助和绝望，增加自伤和自杀的风险。例如，一个在童年时期受到家庭暴力的孩子，长大后可能会因为无法摆脱这些阴影而选择自伤来释放内心的痛苦。

- **常见极端情感或缺乏情感**

一些人可能经历极端的情感波动，比如突然的愤怒、深深的悲伤或过度的兴奋，而另一些人则可能情感麻木，对任何事情都无法产生情感反应。这两种情况都可能导致个体采用自伤作为应对情绪的手段，或在极端情感状态下产生自杀的念头。

- **习惯于抑制情感，并且缺乏有效的应对情感压力的机制**

许多人在成长过程中被教导要隐藏自己的情感，因而不善于表达和处理情绪。缺乏有效的情感应对机制，使他们在面对情感压力时感到无所适从，于是通过自伤来释放积压的情绪。例如，一个在家庭中不被允许表达悲伤或愤怒的孩子，可能会选择通过割腕来宣泄这些情绪。

- **孤独**

即使看似有许多朋友，很多人仍然有强烈的孤独感。这种孤独感让他们觉得自己缺乏他人的支持和理解，容易陷入自我怀疑和绝望之中，进而采取自伤或考虑自杀。

- **曾经酗酒或滥用药物**

酒精和药物滥用会削弱一个人的自控力，加剧情感波动，使他们更容易采取极端行为。长期的物质滥用不仅会对身体造成伤害，还会进一步影响心理健康，增加自伤和自杀的风险。

自伤行为会降低对自杀的抑制力

尽管自伤不会直接导致自杀，但自伤行为会降低一个人对自杀的抑制力。换句话说，反复“练习”伤害身体可能会使得将来出于自杀意图伤害自己变得更容易。

可能使人从自伤转向自杀的风险因素包括：

- 家庭冲突严重、与父母关系不和谐；
- 一生中实施过 20 次以上的非自杀性自伤行为，这表明自伤行为对他 / 她来说已经成为一种长期和重复的应对机制，增加了自杀风险；
- 在过去 30 天内，经历了明显的心理痛苦或情绪困扰，比如抑郁、焦虑、失眠等；
- 曾经经历过情感上的虐待（例如言语侮辱、忽视、操控等）或性虐待（例如性侵、性骚扰等）；

- 感到强烈的绝望感，极度无助和失望，对未来不抱任何希望，认为自己的处境没有出路；
- 高度冲动且常常在没有充分考虑后果的情况下作出行动，包括鲁莽驾驶、参与打斗、极限运动等；
- 长期或频繁地使用酒精、药物或其他成瘾性物质，超出了正常使用的范围；
- 被诊断为重性抑郁障碍（MDD）或创伤后应激障碍（PTSD）。

这些风险因素可能单独存在或同时出现。孩子所面临的风险因素越多，产生自杀念头的风险就越高。

如何防止由自伤转向自杀

有效的保护因素能够显著降低个体由自伤转向自杀的风险，主要包括以下因素。

- **良好的问题解决能力。**能够识别问题并找到有效的解决方法，以非暴力的方式解决冲突的孩子，自杀风险较低。拥有解决问题的技能，能够使他们在面对挑战时保持冷静和理智。
- **强烈的社会联系。**与家人、朋友和社区保持紧密联系的孩子，伤害自己的可能性较低。这不仅是因为他们能够感受到被爱和被支持，更在于当他们感到挣扎和面临挑战时，有可利用的资源和可依靠的人群为他们提供帮助。
- **远离致命物品。**限制孩子接触高度致命的物品，确保他们处于安全的环境，是预防自杀的重要措施，可以大幅减少自杀发生的可能性。

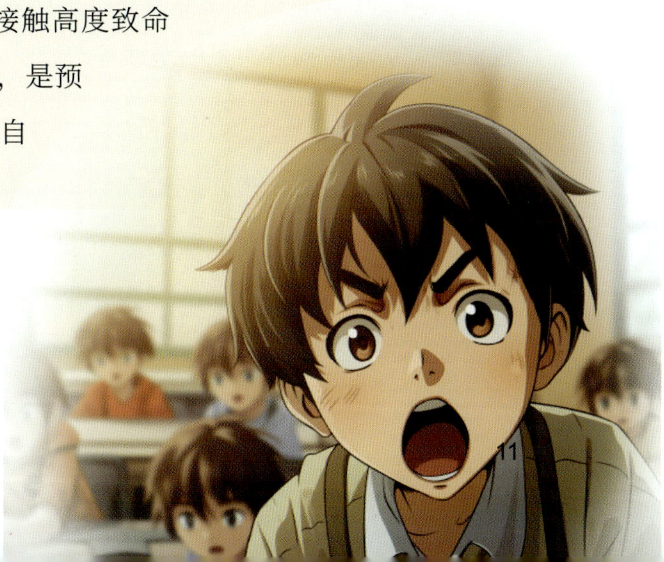

- **借助文化和信仰的力量。**一些文化和信仰坚决反对自杀，并提倡自我保护和珍爱生命的价值观。合适的信仰可以为孩子提供心理支持，帮助他们在困境中找到精神力量。

- **接受适当的临床干预。**提供适当的心理治疗、个人或团体治疗、家庭治疗，以及必要时的药物治疗，可以帮助孩子管理心理和情感问题，预防自伤和自杀行为。

研究表明，与父母建立和维持紧密联系，对预防孩子由自伤转向自杀至关重要。父母在孩子的情感和心理支持系统中扮演着重要角色。因此，培养和加强亲子间的亲密关系，是保护孩子心理健康的重要举措。这也是我们写这本书的原因之一。

“心心理理”小课堂

确保孩子处于安全的环境

• 锁住或安全存放有害物品

药品：所有处方药和非处方药均应放在孩子无法轻易接触到的地方，比如锁在柜子里或放在高处。

锋利物品：刀具、剪刀等锋利物品应安全存放，不让孩子轻易拿到。

有害物质：化学品、清洁剂和其他有毒物质应安全存放，避免孩子误用或故意使用。

• 创建安全的家庭环境

确保家中没有可以轻易造成严重伤害的环境，例如，给高楼阳台安装护栏，避免房屋中裸露大量的电线等。

• 监督和关注

定期检查：家长应定期检查孩子的房间和随身物品，确保孩子没有私藏致命的物品。

关注行为：留意孩子的行为变化，特别是其是否表现出寻找或收集危险物品的倾向。

第二部分

自伤和自杀的识别和应对

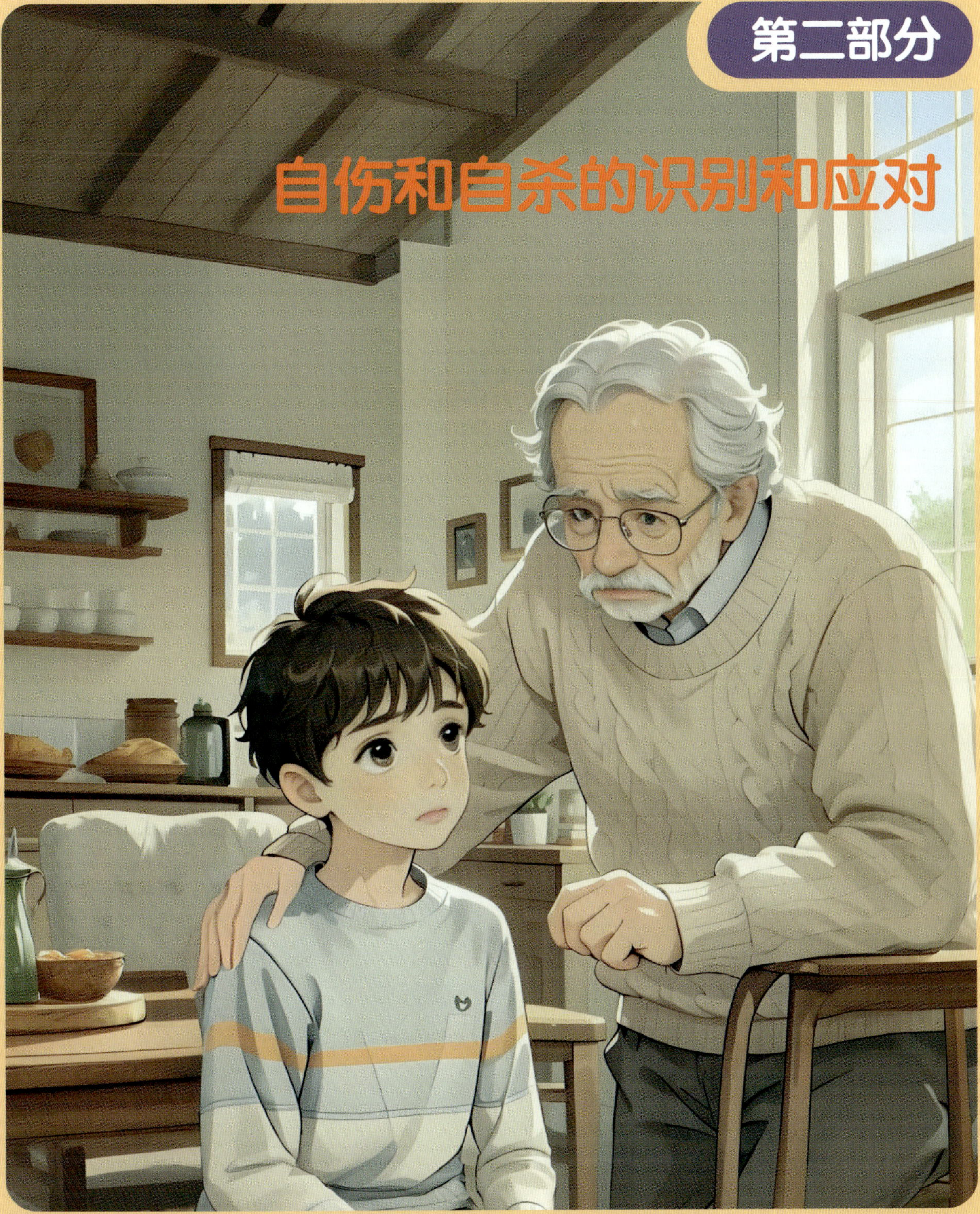

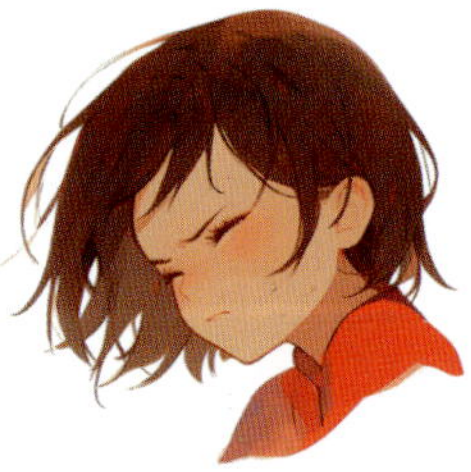

如何识别自伤和自杀的迹象

自伤的常见迹象

识别自伤的迹象是预防和干预的关键。以下警示信号表明孩子可能正在进行自伤。

- **谈论自伤：** 孩子频繁提及自伤，或者开玩笑式地谈论这些行为，都是需要关注的信号。
- **可疑的疤痕：** 当孩子身上出现不明原因的疤痕，尤其是集中在手腕、手臂、大腿等容易隐藏的部位时，应引起注意。
- **伤口不愈合或恶化：** 伤口长时间不愈合或明显恶化，可能是因为孩子反复伤害同一部位，或者不注意伤口护理。
- **同一位置的伤口：** 反复在同一位置出现切割或划伤的痕迹，特别是成排或有规律的伤口，通常是自伤的典型表现。
- **收集尖锐工具：** 孩子在房间、书包或私人物品中藏有尖锐工具，如玻璃碎片、安全别针、指甲剪等，是自伤的常见准备行为。
- **在温暖的天气里穿长袖衬衫：** 即使天气炎热，孩子也坚持穿长袖衣物，可能是为了遮盖手臂或腿部的伤口。
- **贴很多创可贴：** 自伤的孩子可能会频繁使用创可贴遮盖伤口，特别是在手腕、手臂或腿部。

自杀倾向的常见迹象

当孩子有自杀倾向时，他们可能会向身边的人表达痛苦，并直接表示需要帮助。然而，也有一些孩子会将这些感受隐藏起来，不让家人和朋友知道。如果您怀疑孩子有自杀倾向，最好的方法是直接询问他们。

家长有时担心提问关于自杀的问题会增加孩子自杀的可能性，但事实并非如此。相反，询问孩子的感受是非常重要的。对于那些难以承认自己需要帮助的孩子，这种询问能够传达父母对他们的深切关心，并表明父母在他们遇到困难时可以提供帮助。这样的对话可以挽救生命。

除了直接提问，家长还应该注意以下警示迹象，这些迹象可能表明孩子有自杀倾向：

- 孩子逐渐远离社交圈，避免与亲近的人接触；
- 孩子的情绪波动较大，容易激动、愤怒或抑郁；
- 孩子表现出不计后果的冲动行为；
- 孩子的学业成绩显著下滑；
- 孩子开始频繁使用酒精或药物；
- 孩子突然将个人珍贵物品赠送给他人；
- 孩子频繁提到自己感到绝望或无法摆脱困境；
- 孩子提到自己是他人的负担或感觉不属于这个世界；
- 孩子直接提及自杀或表达想要结束生命的念头；
- 孩子在文字、图画或游戏中描绘自杀情景。

某种形式的强迫思维有可能被误解为自杀倾向

有些孩子的自杀思维实际上是强迫症（OCD）的表现，如果被误解为自杀倾向，可能导致不必要的恐慌和不适当的治疗。

● 自杀入侵性思维

一些患有强迫症的孩子会体验到自杀入侵性思维。他们的大脑可能会告诉他们“你应该用刀刺自己”，但他们只是对这些思维感到恐惧，没有任何自杀的计划。这些入侵性思维是强迫症的症状，与害怕碰到细菌或踩到裂缝没有本质区别。

● 父母容易做出的不当反应

当孩子告诉父母这些可怕的想法时，父母可能会作出安慰性的否定，例如对孩子说“别这么说；你的生活很美好；你不想自杀”之类的话，想让孩子感觉好一些。虽然这种安慰有可能暂时缓解孩子的焦虑，但强迫思维很快会再次出现，孩子会不断寻求父母的安慰，形成一个恶性循环，加重强迫症。

● **正确的应对方法**

对于这些孩子，关键是要让孩子认识到这些恐惧实际上是强迫症的表现。

例如，通过暴露反应预防（ERP）治疗，先让孩子在安全和可控的环境下，试着面对自杀思维，认识到这只是一种入侵性思维，不必过度恐惧，不用急着做出反应，它自然会逐渐消失。

如何应对孩子的自伤行为

父母可以采取的措施

面对孩子的自杀或自伤倾向，父母需要采取一系列措施来提供支持和帮助。这些措施既包括日常的情感支持，也涉及专业的心理治疗和环境的调整。以下是一些具体的应对措施。

● **建立开放的沟通渠道**

保持倾听和理解：给孩子一个安全的空间，让他们自由表达自己的感受和困扰。倾听时要表现出共情，不要打断或批评他们。

表现出共情、耐心倾听的反应，能够：①增强信任，孩子会觉得父母理解他们的感受，更愿意在困境中寻求帮助；②促进沟通：良好的沟通氛围会使孩子更愿意分享他们的感受和问题；③情感支持：共情的回应能让孩子情感上感受到支持和安慰，有助于他们处理负面情绪。

反之，打断和批评孩子，会：①损害信任：孩子会觉得父母不理解他们，从而减少与父母的沟通；②压抑情感：总是打断和批评孩子，会让孩子觉得自己的感受不重要，情绪得不到有效的表达和疏导；③增加压力：额外的批评会让孩子感受到更多的压力和焦虑，可能进一步影响他们的心理健康。

"心心理理"小课堂

倾听、表现共情

在与孩子沟通时，表现出共情、避免打断或批评是至关重要的。这不仅能增强亲子关系，还能帮助孩子更好地表达和处理他们的情感。通过正反两方面的例子，我们可以更清楚地理解这一点。

正面例子：充满共情的反应

情景：孩子在学校被同学欺负，回家后情绪低落，对父母说："今天在学校，有人取笑我，让我觉得自己很差劲。"

父母的反应：

① 倾听：耐心地听孩子讲完，不打断。

② 共情："我能理解你现在的感受。被取笑一定很难受。"

③ 支持："你愿意和我多说说这件事吗？我们可以一起想办法应对。"

结果：孩子感受到父母的理解和支持，情绪得到安慰，更愿意分享自己的感受，信任感增强。

反面例子：缺乏共情的反应

情景：孩子在学校被同学欺负，回家后情绪低落，对父母说："今天在学校，有人取笑我，让我觉得自己很差劲。"

父母的反应：

① 打断："这有什么大不了的？你应该坚强点！"

② 批评："为什么你总是这么敏感？这么点小事都受不了。"

结果：孩子感受到父母的忽视和批评，情绪更加低落，觉得自己不被理解，可能会逐渐减少与父母的沟通，内心的痛苦得不到有效的疏导。

定期交流：定期与孩子进行轻松的谈话，了解他们的心理状态和生活状况。

● 识别警示信号

注意行为变化：留意孩子是否有情绪波动、社会隔离、学业成绩下降等异常行为。

识别具体症状: 观察孩子是否出现自伤痕迹、谈论自杀、表现出绝望感等。

● 提供情感支持

表达关心和爱意：通过言语和行为表达对孩子的关心和爱，让他们感到自己被重视和理解。

避免指责和责备：当孩子表达痛苦时，不要指责或责备他们，而是给予理解和支持。

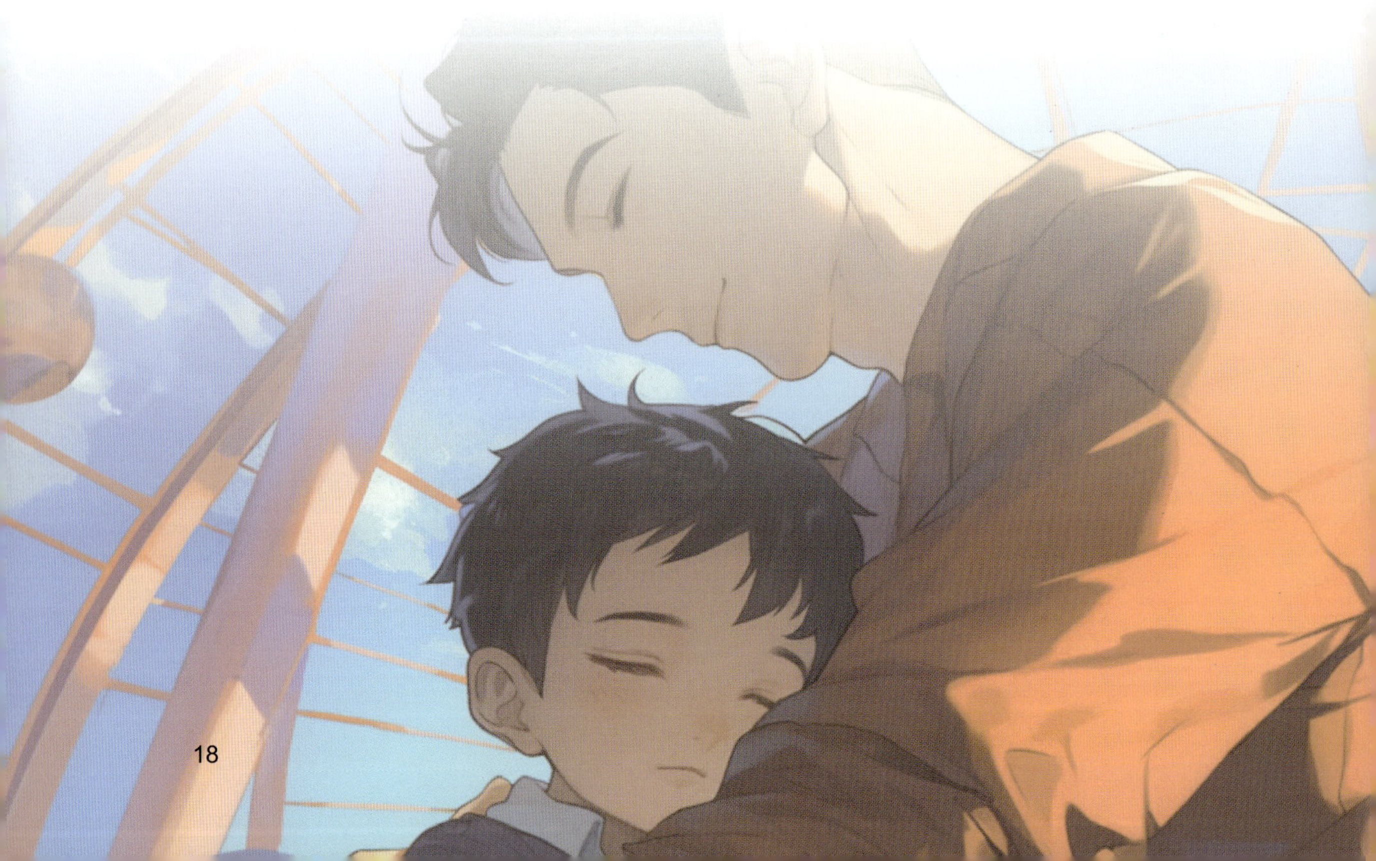

"心心理理"小课堂

给孩子提供理解和支持

在孩子表达痛苦时，父母的反应不仅仅是对其一时情绪的回应，更是对孩子心理健康和自我认知的长远影响。避免指责和责备，而是给予理解和支持，可以帮助父母有效地陪伴孩子渡过难关，使孩子建立更积极的自我认知和更健康的心理状态。理解和支持是培养孩子自信和心理韧性的重要方式。

正面例子：理解和支持的反应

情景： 孩子因为考试成绩不好而感到非常难过，对父母说："这次考试我考得很差，我觉得自己很笨。"

父母的反应：

①理解："我知道你对这次考试的结果感到很失望，但考试结果并不能完全代表你的能力。"

②支持："每个人都会遇到困难的考试，我们可以一起看看哪部分需要改进，你一直都很努力，我为你感到骄傲。"

结果： 孩子感受到父母的理解和支持，情绪得到了安慰，同时也感受到自己被重视，愿意与父母分享更多内心的想法。

反面例子：指责和责备的反应

情景： 孩子因为考试成绩不好而感到非常难过，对父母说："这次考试我考得很差，我觉得自己很笨。"

父母的反应：

①指责："你怎么这么不认真？我早就告诉你要在学习上多花点时间！"

②责备："每次都这样，你什么时候才能让我们省心？"

结果： 孩子感受到父母的指责和责备，情绪更加低落，觉得自己不被理解，可能会逐渐关闭心扉，不愿再与父母分享内心的困扰。

● 寻求专业帮助

心理咨询和治疗：联系心理治疗师或心理咨询师，获取专业的评估和治疗建议。

危机干预：在紧急情况下，如孩子正在面临自杀或自伤风险，立即寻求紧急医疗帮助或联系危机干预热线。

● 创造安全的环境

移除危险物品：确保家中没有容易获得的自杀工具，如刀具、药物等。

安全监护：在孩子情绪波动较大时，保持密切关注，避免让他们独处。

● 鼓励积极的生活方式

鼓励孩子参加体育运动、艺术创作、社交活动等有助于身心健康的活动。

帮助孩子建立规律的作息，养成健康的饮食习惯。

● 教育与预防

向孩子分享心理健康知识，帮助他们理解和管理自己的情绪。

教导孩子应对压力和困难的技巧，如深呼吸、冥想、写日记等。

● 与学校和社区合作

定期与孩子的老师沟通，了解孩子在学校的表现和心理状态。

加入家长支持小组，与其他家长分享经验和建议，共同应对孩子的心理健康问题。

老师可以采取的措施

如果您注意到学生身上经常有淤青或创可贴，甚至在炎热的天气里也穿着长袖长裤，他们可能是在试图隐藏伤口或疤痕。请记住，自伤行为可能是更大的情感困扰的一部分，孩子可能会流露出绝望或无价值的言论，难以控制冲动，或者与他人相处困难。以下建议能够帮助您恰当地帮助这些学生。

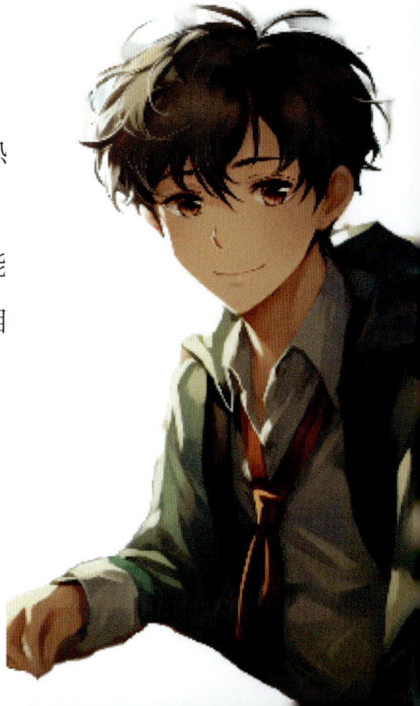

- **关心和倾听**

如果您担心学生可能正在自伤，请直接询问他们的感受，并准备好认真倾听，哪怕这些话题让您感到不舒服。尽量告诉他们，虽然您可能无法完全理解他们的感受，但会在他们身边支持他们。不要忽视他们的情感，也不要把这件事当成笑话。

- **鼓励寻求帮助**

鼓励他们寻求专业帮助，向他们解释，自伤行为并不罕见，医生和治疗师可以提供有效的帮助。如果可能的话，帮助他们找到适合的治疗资源。但要注意，不要以责备或强迫的方式对待他们，也不要强迫他们承诺停止自伤，因为克服这种习惯需要的不仅仅是意志力。

老师如何与家长沟通

发现学生有自伤行为后，如何与家长沟通是一个非常重要且敏感的问题。以下建议能够帮助您有效地与家长交流。

- **选择合适的时机和方式**

选择一个安静且私密的环境，与家长面对面地沟通。如果不能当面交流，可以通过电话或视频会议的方式进行。

- **表达关心和描述事实**

以关心和共情的态度开始对话，明确表示您是为了学生好。然后，客观地描述您观察到的行为和迹象，例如您发现学生身上频繁出现淤青或创可贴，您可以说：“您好，我是小明的班主任。最近我注意到小明身上经常有瘀青和创可贴，有时即使在炎热的天气里也穿着长袖。我很关心他的情况，想和您聊聊，看看我们是否能一起帮助他。”

- **提供信息和建议**

向家长解释自伤行为可能是情感困扰的一部分，并建议寻求专业帮助。

提供一些当地的心理健康资源，如心理治疗师或医院的信息。您可以说："自伤行为可能表明孩子在情感上遇到了一些困难。建议您带小明去看心理治疗师，他们可以提供专业的帮助和支持。这里有一些我们学校推荐的心理健康资源，您可以参考一下。"

- **鼓励合作和沟通**

邀请家长与学校保持密切沟通，共同支持孩子的健康成长。强调家校合作的重要性。您可以说："我们非常希望能够与您一起合作，帮助小明渡过这个困难时期。如果有任何我们可以提供的帮助，请随时告诉我们。同时，我们也会定期与您沟通，了解小明的情况。"

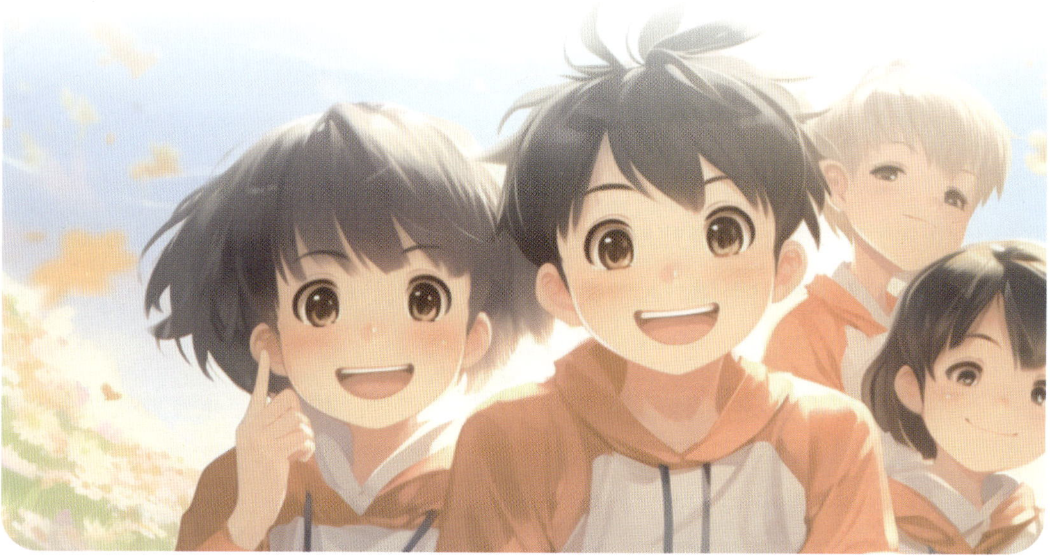

第三部分

治疗和支持

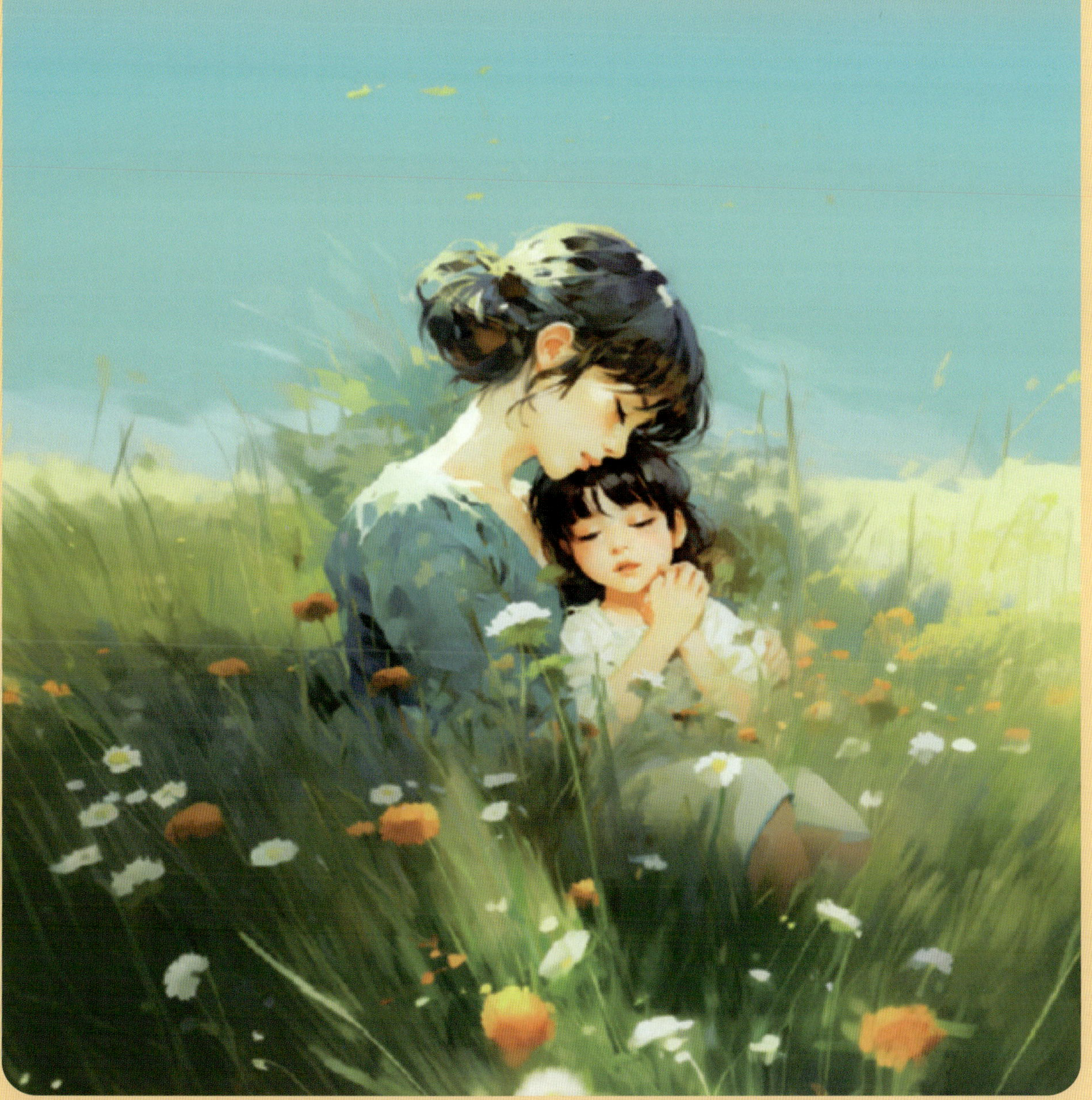

在为孩子寻找心理健康专业人员时，家长可以先咨询孩子的医生或学校的心理专家。求助于有处理青少年自伤及自杀倾向经验的心理健康专业人员非常重要，因为并非所有人都有这方面的经验或能力，选择让孩子和家长都感觉舒适的人至关重要。如果孩子表示无法与某位医生建立联系，或感到不适，应认真对待这一反馈。当然，如果孩子对多个医生都有类似的感觉，可以让他在其中选择感受相对最好的一位。

找到合适的临床医生后，家长在孩子治疗过程中的积极参与也非常重要。家长需要成为孩子治疗的合作伙伴。当孩子感受到关心和支持时，治疗效果会更好。自伤及自杀倾向不仅是孩子的问题，也是整个家庭需要共同面对的挑战，每个家庭成员都应该参与其中，为孩子提供支持和帮助。

研究证明，多种治疗方法对有自伤及自杀倾向的孩子特别有效。认知行为疗法（CBT）可以帮助孩子改变思维方式，从而改变他们的情感和行为；辩证行为疗法（DBT）则特别强调对情绪极度不稳定并伴有自伤念头的青少年的帮助；对于一些严重抑郁、焦虑或有多动症的孩子，药物与心理治疗结合的方式可能效果更佳。

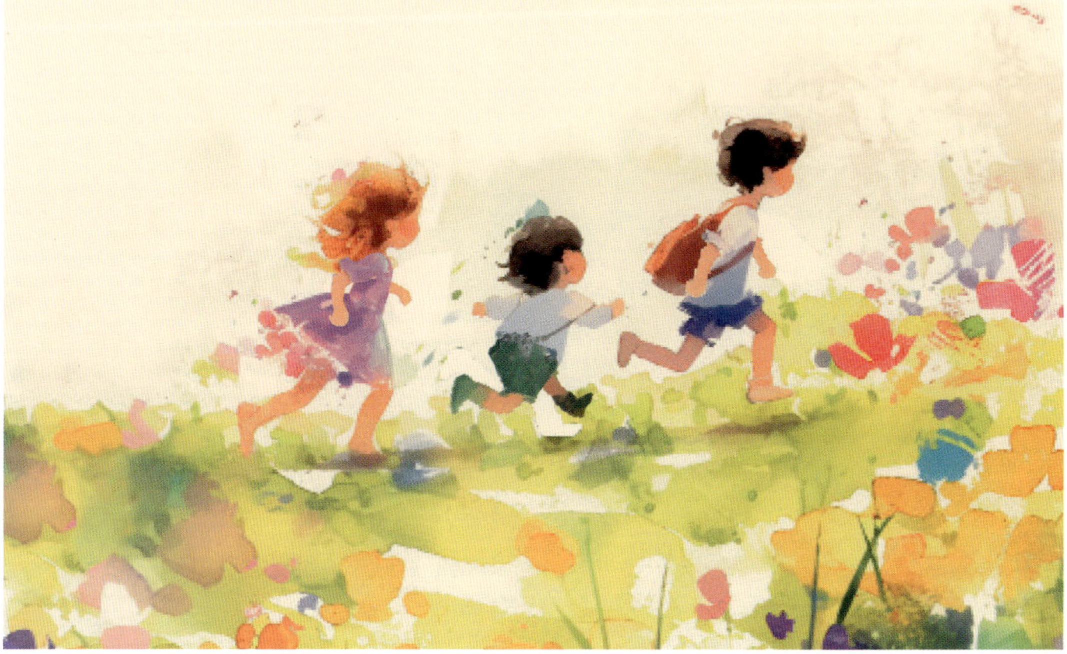

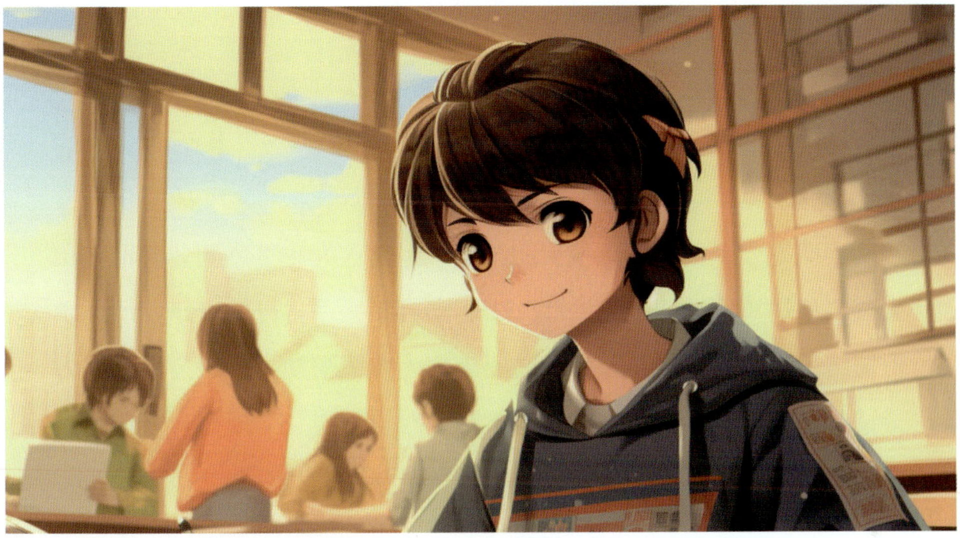

辩证行为疗法在自伤中的应用

对于有自伤或自杀风险的青少年，情绪波动和冲动控制常常是困扰他们的核心问题。在临床干预中，辩证行为疗法已经获得了大量的实证支持。

什么是辩证行为疗法

辩证行为疗法中的“辩证”意味着该疗法通过同时处理两个看似矛盾的方面来工作，即“接受感觉”和“使用思考来改变感觉”。简单来说，它是一种在接受现状的同时，努力改变现状的方法。它强调“接受与改变”的平衡，引导孩子先学会正视和接受自身的痛苦与情绪风暴（而不是对抗或否认它们），再通过具体技能训练来降低自伤冲动、减少极端情绪带来的破坏性影响。这种方法特别适合那些长期处于高压情绪下、易在冲动时选择自伤作为“出口”的青少年。

临床实践中，辩证行为疗法通常包括个体治疗和团体技能训练。通过个体治疗，孩子可以与治疗师一起探讨近期的自伤冲动，分析触发原因，并运用学到的技巧来应对。团体技能训练则为他们提供练习正念、情绪调节、人际效能、忍受痛苦及“走中间路线”等实用技能的安全空间。

案例故事

小明的情绪管理

● 接受现状

小明是一个情绪起伏很大的孩子，经常因为小事感到非常沮丧和生气。通过接受辩证行为治疗，小明学会了接受自己的情绪波动，明白情绪是正常的，无须因为情绪而感到内疚或羞愧。例如，当他因为考试成绩不好而感到难过时，他学会了对自己说：“现在我很难过，这种感觉是正常的。”

● 努力改变

与此同时，辩证行为疗法还教导小明如何通过具体的技巧来管理和改变这些负面情绪。例如，他学会了使用深呼吸和正念冥想来平复自己的心情，或者通过制订学习计划和设立小目标来提高自己的考试成绩，减少因考试成绩不好而产生的沮丧感。

辩证行为疗法有哪些技能

青少年的辩证行为疗法技能训练有明确的结构，主要包括以下五个模块。

● 正念技能

目标：帮助青少年活在当下，理解和识别未处理的情绪。

方法：通过正念练习，青少年学会关注当下的感觉和情绪，而不是被过去的困扰或未来的焦虑所控制。

比如：当小明在课堂上感到焦虑时，他可以闭上眼睛，专注于自己的呼吸，感受空气进出身体的过程，逐渐恢复平静。

● 情绪调节技能

目标：通过建立愉快和自我安抚的经历来应对困难情境，以保护自己免受极端情绪的影响。

方法：重点在于保持身体健康，如正确饮食、充足睡眠、按时服药和避免烟酒。通过参加自己喜欢的活动，培养积极的兴趣爱好。

● 人际效能技能

目标：教授青少年如何更有效地与他人互动，减少冲动行为带来的负面影响，使他们感觉更受支持。

方法：学习沟通技巧和解决冲突的方法，如在不伤害他人的情况下表达自己的需求和情感，保持冷静，解决争执。

比如：与同学发生争执时，小明可以运用在辩证行为疗法中学到的“我感到……”句式，而不是指责对方。例如，他可以说：“我感到很难过，因为我觉得我的意见没有被听到。”这样，同学们更容易理解他的感受，冲突也得到了缓解。

● 忍受痛苦技能

目标：帮助青少年识别并控制做无效事物的冲动，如自伤或自杀的冲动。

方法：通过深呼吸、冷水洗脸、转移注意力等应对策略，找到更健康的方式来应对痛苦。

比如：当小明感到极度沮丧时，他可以先进行深呼吸，然后找一些他喜欢的活动来转移注意力，比如画画或听音乐，从而避免采取极端行为。

● “走中间路线”技能

目标：帮助孩子和父母学习如何相互验证、妥协和协商，理解彼此的观点，找到双方都能接受的中间地带。这对减少自伤诱因（如家庭冲突）有积极作用。

方法：通过家庭会议和角色扮演练习，孩子和父母可以学会如何在冲突中找到共同点，达成一致。

案例故事

情景

小华和他的父母在家庭作业和休闲时间的安排上存在分歧。

小华喜欢放学后先玩电子游戏，然后再做作业。而他的父母认为他应该先完成作业，再进行娱乐活动。这导致了家庭内部的争执。

解决过程

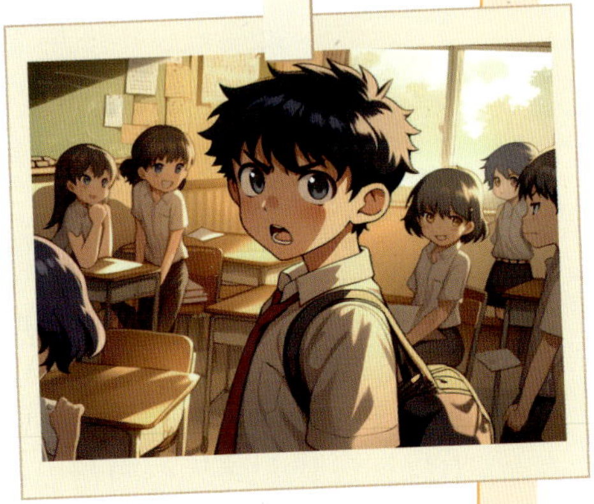

1) 家庭会议：小华和他的父母召开家庭会议来讨论这个问题。每个人都有机会表达自己的观点和感受。

2) 表达观点：

小华：“我觉得放学后玩一会儿游戏能让我放松，然后我才能更专注地做作业。”

父母：“我们担心你玩游戏会一直拖延作业，导致作业完成得不及时，影响学习成绩。”

3) 相互验证：父母认可小华的感受，同时小华也理解父母的担忧。

父母：“我们理解你需要时间放松，我们也希望你能够按时完成作业。”

4) 协商和妥协：通过讨论，他们找到了一个双方都能接受的方案。

小华可以先玩 30 分钟的电子游戏，再开始做作业。如果他能按时完成作业，他可以在晚上再玩 30 分钟的电子游戏。

5) 实施方案：双方同意尝试一周，看看效果如何，并在下周的家庭会议上讨论是否需要调整方案。

“走中间路线”能帮助孩子和父母在冲突中找到平衡，通过相互验证和协商达成一致。这样的技能在家庭日常生活中非常重要，有助于建立更和谐的亲子关系，增强家庭成员之间的理解和信任。

药物治疗

当孩子因严重的抑郁、焦虑或冲动问题而频繁产生自伤念头时，心理治疗难以在短期内有效缓解这些强烈的内心痛苦。这时，药物治疗可作为辅助手段，为孩子提供一份安全保护，暂时减轻情绪的压力，使他们有更多机会在心理治疗中学会持久的应对策略。

药物治疗与自伤的关联

药物通过调节大脑中相关神经递质的浓度，帮助减少过度的情绪波动和极端悲观思维，减轻自伤冲动的强度。特别是在严重抑郁或躁郁症状下，合适的药物可有效调节情绪状态，让孩子从深不见底的情绪黑洞中稍稍抬头，看见光亮。

常用药物类型与作用示例

- **抗抑郁药：**如氟西汀、舍曲林、草酸艾司西酞普兰等，可帮助减轻持续的悲伤与绝望感。这类药物可能在数周后改善孩子的整体心境，使其更有动力参与心理治疗和家庭互动，从而减少自伤意念。

- **情绪稳定剂：**如锂盐或丙戊酸钠等，可缓解严重情绪波动，降低孩子在极端情绪下冲动自伤的可能。

- **抗焦虑药：**如苯二氮䓬类药物（劳拉西泮等）、丁螺环酮等，在孩子极度紧张、不安且自伤冲动频发时短暂使用，帮助他们平稳渡过最难熬的时刻，为进一步的心理干预赢得时间和精力。

- **第二代抗精神病药物：**如喹硫平、奥氮平、利培酮等，常用于治疗严重的情绪和行为问题，帮助控制冲动和激动行为。

注意，药物治疗需在专业医生指导下进行。

家长和老师在药物治疗过程中需提供的支持

药物治疗过程需要家长和老师的积极参与和支持，以下是建议家长和老师注意的事项。

- **需了解药物信息：**家长需了解药物的作用机制和可能的副作用，严格按照医嘱使用。老师则可关注孩子在校时的状态，及时将观察到的变化反馈给家长和医生。

- **需遵循医生建议：**家长和老师应确保孩子按时按量服药，不随意增减剂量或停药。药物的任何调整都应在医生指导下进行。

- **需观察和记录：**家长和老师可为孩子建立一份简单的记录表，观察孩子的情绪变化、自伤冲动减弱的情况，以及是否出现不适反应。

- **需提供情感支持：**药物是辅助，从根本上改善症状仍需心理治疗和亲子沟通。在治疗过程中，家长和老师应给予孩子足够的关心和鼓励，让他们感受到安全和被理解。

通过对药物治疗适度且谨慎地运用，家长、老师和医护人员能够在自伤干预的关键期为孩子提供一股稳固的支持力量。这种治疗层面的“助力”与心理层面的长期建设相结合，有助于孩子更快回到平稳的生活轨道，逐渐降低自伤的风险与频率。

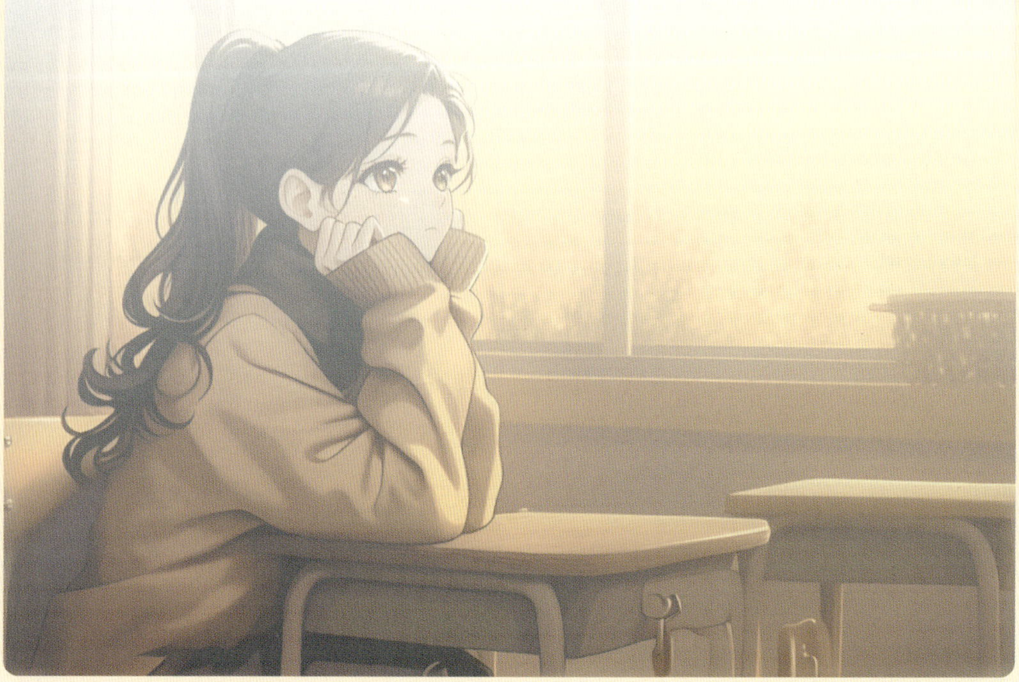

第四部分

应对孩子心理危机的指南

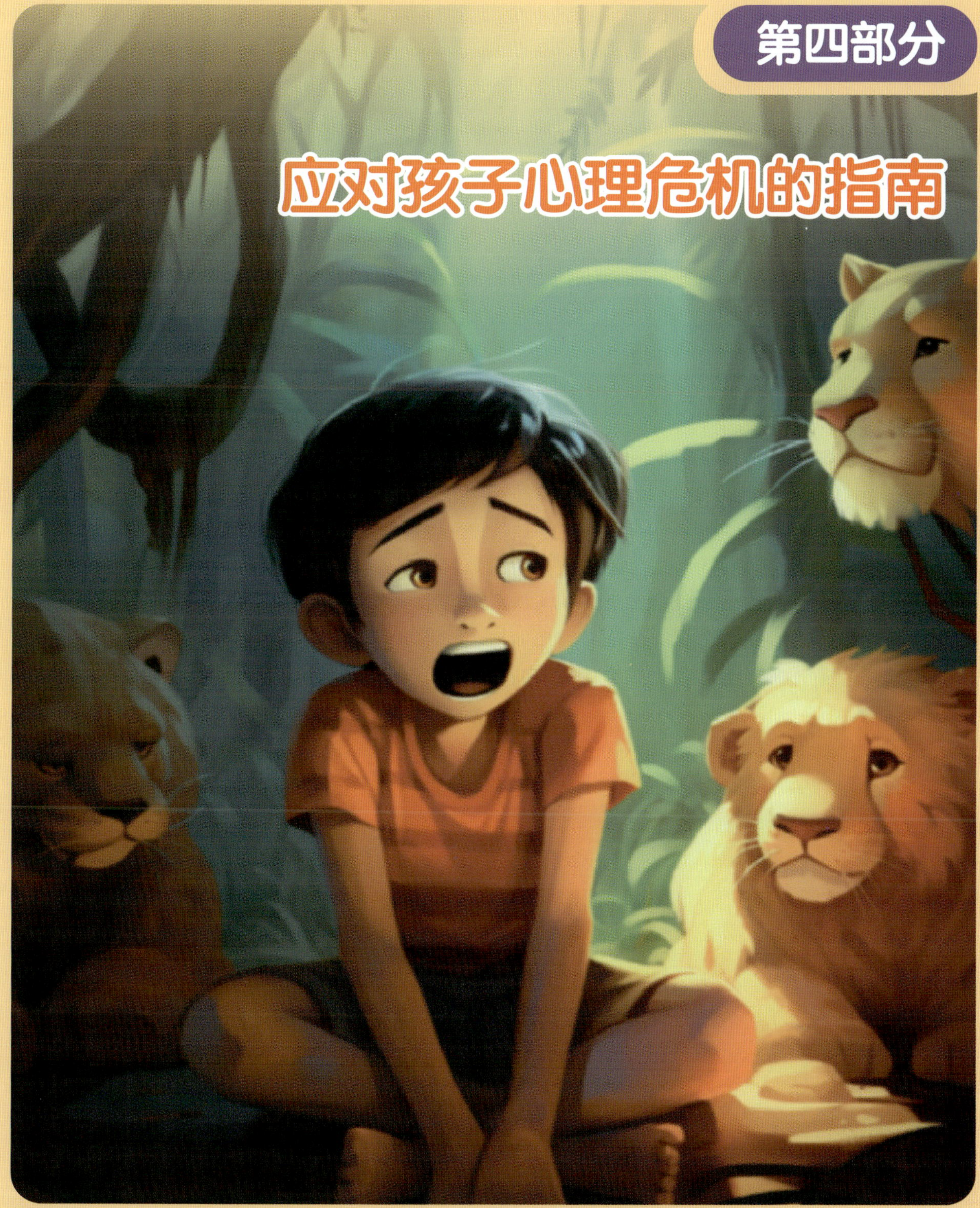

制订安全计划——有效防止孩子自伤的第一步

当儿童或青少年表达出自杀、自伤或伤害他人的想法时，治疗师会制订安全计划。安全计划是儿童或青少年在遇到负面情绪时同意采取的一系列步骤，能帮助青少年在感到不知所措时，将注意力从有害的思想或感受上转移开。治疗师会与青少年一起创建一个触发因素清单，以识别哪些情境可能引发有害行为，然后设计缓解这些风险的应对策略。安全计划包括平静下来的方法、激发生存意愿的事物关注点，以及可以为他们提供支持的人。

安全计划适用的情况

安全计划是由临床医生与青少年共同制订的，完成后会与青少年的父母分享。青少年、父母和临床医生都需要签署该计划，并同意严格遵守。安全计划通常是在青少年在治疗进程中透露某些信息时启动。当治疗师察觉到潜在的风险因素时，会立即停止当前的议程，转入安全计划。

尽管青少年在有自杀企图或其他有害行为的冲动时可能不会完全遵守计划，但安全计划可以通过转移他们的注意力，帮助他们渡过最危险的时刻，甚至挽救他们的生命。这一点尤为重要，因为青少年的自杀行为往往比成年人更为冲动。成年人倾向于制订详细的计划，并通常会留下遗书，青少年则不太可能这样做。安全计划的目的是在青少年面临最高风险时，设置更多障碍，阻止他们冲动行事。

与孩子一起制订安全计划

制订安全计划时，需要与青少年进行详细讨论，了解他们的冲动行为——如果他们想自杀，他们想如何具体实施？了解这些细节有助于临床医生针对性地和青少年讨论如何使环境更安全。例如，如果青少年有割腕的想法，安全计划将建议父母藏起家中的刀具；如果青少年存在从窗户跳下去的风险，则建议父母锁上窗户；如果青少年想服药自杀，则建议父母用一个锁箱，将所有药物安全存放，包括一些可能致命的非处方药物。此外，父母还可能需要提供额外的监督。如果青少年经常独自行动，例如自己去药房，父母需要监控他们的行为。

需要明确的是，安全计划的目标不是直接解决让青少年感到痛苦的问题，而是帮助他们在冲动袭来的几个小时或几天内安全度过。因此，安全计划会着重于引导青少年将他们的思考或注意力转移到其他地方，直到冲动消失。

安全计划通过具体的步骤和明确的行动，使青少年和家庭在面对青少年自杀风险时，拥有应对的工具和方法。这不仅有助于保护孩子的安全，也能为家庭提供支持和信心，共同面对和克服挑战。

安全计划的核心内容——保护孩子的关键环节

一个典型的安全计划包括一系列可以帮助青少年和他人识别其处于风险状态中的警告信号，以及应对和缓解这些风险状态的步骤。通常包括以下内容：

- **触发因素和警告信号：**这些信号提醒青少年何时需要使用安全计划（例如：感到紧张、出现想死的念头）。
- **外部警告信号：**指其他人可以察觉的警告信号，显示青少年需要帮助（例如：恐惧的表情、紧握的拳头）。
- **自我应对策略：**指青少年可以采取的措施，以安全方式缓解不适情绪（例如：练习放松技巧、听轻松的音乐）。
- **能够分散注意力的社交环境和人：**可以帮助青少年转移注意力，脱离风险状态。
- **确保环境安全的措施：**这些措施防止青少年接触危险物品，如刀具、危险化学品、药品和其他有害物品。
- **可寻求帮助的联系人：**指青少年可以联系并对其感到安全的人（例如：父母、祖父母、值得信赖的成年人）。
- **专业援助：**指青少年可以联系的专业人员或机构（例如：心理医生、学校辅导员、心理危机干预中心）。

安全计划通常还包括一些可以帮助青少年减轻自杀冲动的内容。例如，引导他们找到继续活下去的理由。找到这些理由并不容易，有时青少年可能会说“没有什么值得我活下去”，这时，临床医生需要与他们合作，帮他们找到这样的理由，即使是短期内值得坚持的理由也很有效。有时，青少年可能会提到他们的宠物，比如他们的狗——如果他们不在了，狗会非常伤心。这可能成为阻止自杀的重要因素。

在中国文化背景下，亲情和责任感是青少年重要的心理支持力量。与父母、祖父母或其他亲人的联系，以及对家庭的责任感，往往能帮助青少年找到继续活下去的动力。关键是找到那些能够在关键时刻对抗危险思想和情绪的具体理由和动力。

孩子突然出现危险时，家长应该怎么做

安全计划的最后，应加入当计划不起作用时可采取的步骤。父母需要了解距离最近的急诊室，并且知道哪个急诊室在处理儿童和青少年的精神紧急情况方面更专业，具备更丰富的资源，例如精神专科医院的儿童住院部，以备孩子住院之需。

此外，与父母讨论如何前往急诊室也是重要的环节。例如，父母需要考虑是否能够安全地带孩子去急诊室，是步行、乘出租车，还是需要打电话给急救中心。如果需要拨打 120，父母也应提前熟悉应如何描述情况。

为了让父母在紧急情况下准备得更充分，安全计划中还包括自杀预防热线电话号码和危机干预热线信息。父母应该提前了解这些资源，以便在紧急时刻迅速采取行动。

安全计划需要更新吗

安全计划一旦制订完成，治疗师会定期与青少年讨论该计划，以确保青少年在下一次讨论会议之前始终觉得此计划是有效的保护措施。如果孩子觉得下一次会议时间太远，治疗师会设法调整安排，以确保他们在采取威胁生命的行动之前，能及时得到帮助。

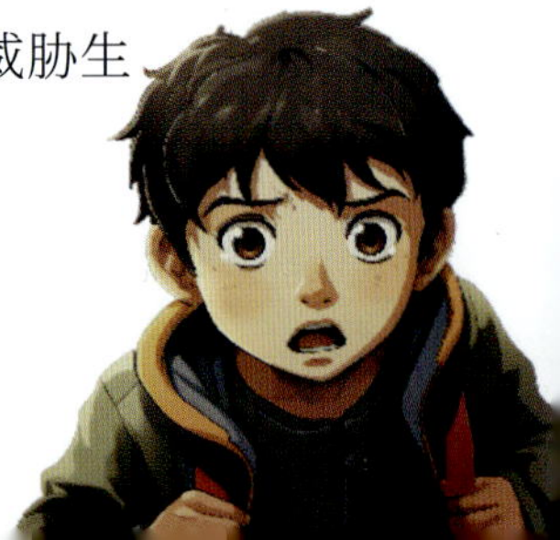

如果父母对孩子的安全有担忧，他们也可以提醒孩子遵循安全计划。如果青少年表示无法按照安全计划行事，治疗师会告诉父母如何应对，比如带孩子去急诊室以及在急诊室该如何向医生说明情况。

孩子的痛苦情绪会永远持续吗

虽然安全计划主要是帮助孩子在接下来的几个小时或几天内安全度过，但还有一个更广阔的视角需要关注。当孩子经历非常强烈的情绪时，需要明白这些情绪不会一直持续，这很重要。

当孩子在情绪最强烈的时候使用这些应对策略时，实际上是在学会忍受痛苦的感受，并在不让情况恶化的情况下渡过难关。这种过程将教会他们一些重要的事情。

- **了解情绪的流动性:** 无论多么强烈的情绪，都是暂时的，不会永远持续。理解这一点可以帮助孩子在情绪高涨时保持冷静。
- **了解忍耐力的作用：** 通过反复练习使用应对策略，逐渐培养孩子面对痛苦的忍耐力。他们会发现自己有能力在不采取极端行为的情况下，忍受并渡过这些困难时刻。
- **增强自我效能感：** 每一次成功地渡过痛苦的情绪，都会增强孩子的自信心和自我效能感。他们会逐渐意识到，即使情况非常糟糕，他们也能找到方法应对和处理。
- **学习延迟满足：** 即便情况没有立刻得到改善，孩子也能坚持下去，等待情况逐步好转。
- **建立积极的循环：** 通过不断地练习和积累成功经验，孩子会更加相信自己的能力，从而减少未来出现极端情绪时的恐慌和无助感。

这整个过程不仅仅是为了应对当前的危机，更是为了给孩子提供一套长效的心理调适工具，帮助他们在未来的生活中更好地应对各种挑战和困难。这些工具和技能将伴随他们成长，成为守护他们心理健康的坚固防线。

父母如何正确应对孩子的心理危机

安全计划的重要目标之一是让父母更好地了解和应对孩子的感受。尽管对父母来说，面对孩子的自杀念头十分痛苦，但认真对待这些感受对于保护孩子的安全至关重要。通过冷静、无评判地倾听孩子，可以有效地防止他们采取自伤行为。

许多父母对讨论孩子的自杀念头感到恐惧，担心这会让孩子更倾向于自杀，或者会无意中给他们植入这样的想法。但事实上，开放的对话不仅不会增加风险，反而能提供支持和理解的空间。即使孩子没有直接表达自杀倾向，如果父母怀疑有这种可能，直接询问也是更好的选择。

孩子常常因为害怕让父母伤心而不愿意表达自己的真实感受。因此，父母在讨论安全计划时保持冷静尤为重要。这并不意味着父母不应该感到不安，而是需要在关键时刻使用自己的应对策略，确保孩子感到被理解和支持。之后，父母可以在合适的时间寻求自己的情感支持，例如向伴侣或朋友倾诉。

当父母对孩子的自杀威胁不够重视时，应当注意，即使心存怀疑，也必须慎重对待。因为保护孩子的生命安全是首要任务。即使觉得孩子可能是在虚张声势，也不能掉以轻心。

安全计划虽然不能完全杜绝风险，但它为父母和孩子提供了一个具体的工具，帮助他们在面对恐惧和失控的情况时有章可循。通过创建一个平静的讨论框架，安全计划帮助孩子采取积极的措施来处理自己的感受，而不是采取自伤行为。父母的支持和理解在这个过程中至关重要，能够为孩子提供坚实的心理依靠，陪伴孩子共同度过最困难的时刻。

父母在实施安全计划时的冷静和积极参与，不仅能增强孩子的安全感，还能促进他们的康复。通过这种方式，家庭成员可以共同面对和克服心理健康方面的挑战，为孩子的未来创造一个更安全和充满希望的环境。

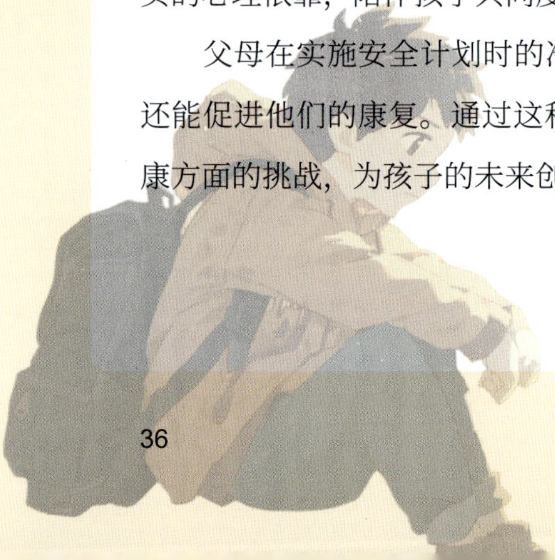

家长在医院里如何与医生合作

带孩子去医院并不意味着家长们失败了。尽管这可能会让家长们感到恐惧和羞愧，但实际上，这代表他们非常勇敢地做了一件艰难的事情——保护孩子的安全，这值得尊敬和赞赏。

家长们是孩子的守护者，这种行动显示了家长对孩子深切的关爱和强烈的责任心。所以，在接下来的几天内，如果亲戚、朋友或熟人评价家长们反应过度，或者认为孩子只是需要更多的管教，或者认为这些问题只是孩子头脑中的幻想，家长们完全有权温和而坚定地回应："请别添乱。做出这个决定并不容易。我们非常害怕，非常需要你的支持。"如果这些人无法理解或提供帮助，请寻找其他能够给予支持的人。

既然已经来到这个阶段，了解一些医院里可能发生的情况可能会对家长们有帮助。

首先，精神科诊室不会立即解决所有问题。精神健康问题不像断腿或阑尾炎那样可以立即治疗，也没有可以明确显示心理问题的血液测试或实验室检测结果（尽管医生可能会对孩子进行抽血检查，以排除导致孩子困扰的生理问题）。家长们可能会在没有明确诊断或药物的情况下离开医院，但能更好地了解孩子病情的危险程度以及未来的最佳行动方案。

面对这些挑战时，请记住，家长们并不孤单。家长们的努力和爱护是对孩子最大的支持，能给予孩子希望。请继续寻找资源和支持，照顾好自己，以便更好地照顾孩子。

家长们的行动不仅保护了孩子，也为他们的未来铺平了道路。在这个过程中，请对自己多一些宽容，坚信自己在为孩子做最好的选择。我们一起加油，共同面对艰难的时刻。

评估孩子的危险程度——识别想法、计划和意图

医生在诊室的主要任务是评估孩子的安全情况。他们会重点分析一个关

键问题：孩子是否对自己或他人构成迫在眉睫的危险。这种评估主要围绕三个方面展开：想法、计划和意图。

如果孩子有关于死亡或自伤的想法，并感到不安，但没有打算采取行动，那么他们需要得到持续的护理，门诊治疗是常见的干预方式。许多自残的青少年，以及没有迫切自杀行为的抑郁儿童和经常情绪爆发的儿童属于这一类。对于家长来说，这其实是相对较好的消息，因为孩子不需要住院治疗。

如果孩子有伤害自己或他人的想法，这会让人更加担忧。家长应确保了解孩子脑海中可能思索的自残或伤害他人的方法，以便最大限度地降低风险。医生在评估最佳行动方案时，会考虑孩子的冲动性、最近的行为模式，以及家庭或学校环境中可能引发危机的已知诱因。这些诱因具体包括：

- **孩子的冲动行为：**冲动行为是指在没有充分考虑后果的情况下突然采取的行动。医生会评估孩子过去是否曾表现出冲动行为，例如突然的情绪爆发、冲动购物、突然离家出走等。这些行为可能表明孩子在面临压力或情绪波动时，容易作出不理智的决定。

- **最近的行为模式：**医生会回顾孩子近期的行为变化，例如是否表现出异常的情绪波动、社交退缩、学业成绩下降、失眠或饮食习惯改变等，通过了解这些变化的频率和严重程度来评估风险。

- **家庭环境中的诱因：**家庭环境对孩子的心理健康有着重要影响。医生会了解家庭中是否存在紧张关系、暴力、虐待、父母离异、经济困难等问题。

- **学校环境中的诱因：**学校环境也是孩子生活的重要组成部分。医生会询问孩子在学校的表现和人际关系，例如是否遭受欺凌、学业压力是否过大、与老师或同学关系是否紧张等。

如果孩子有自杀或伤害他人的计划，并且已经尝试过，或者表现出极其冲动的行为，足够其实施自伤或伤人计划，通常就需要住院治疗。因为此时的首要任务是保证孩子的生命和安全。

医生会通过与家长和孩子的交谈来进行这种安全评估。在某个阶段，医生可能会要求家长离开房间，以便与孩子私下交谈。这是正常的，因为孩子有时会向医生透露一些他们未曾告诉父母的自杀计划。如果孩子向医生透露了家长不知道的事情，父母不需要感到内疚。孩子们爱他们的父母，经常害怕让父母伤心，所以不想告诉父母自己最深的痛苦，试图“保护”父母不被真相伤害。

评估孩子的安全是一个细致且重要的过程。通过了解孩子的思想、计划和意图，医生能够制订出最适合的行动方案，确保孩子在面对精神健康危机时得到最佳的保护和支持。家长们的配合和理解在这个过程中尤为关键。

得知孩子有自杀计划，家长如何冷静应对

当得知孩子有自杀计划时，家长需要给自己一些时间和空间来处理情绪。为了避免让孩子因家长的眼泪而感到更痛苦，家长可以借口去喝杯水、拿点吃的或者打一个重要的电话，也可以向护士要纸巾，寻找一个独立的空间。孩子在急诊室是安全的，父母短暂离开一会儿是可以的。此时，记得要尽力表现得自然，并且认可自己把孩子带到了医院是一件正确的事情。

在冷静下来并重新振作之后，回到孩子身边，用温柔的语气对孩子说：“医生告诉我你有自杀计划。我很抱歉你承受了这么多痛苦。我爱你，即使你现在看不到生活的美好，我依然能看到你身上许多美好的东西。我非常爱你，很高兴我们来寻求帮助了。”然后，可以选择和孩子一起哭泣，或者只是安静地陪伴。

与医生交谈时，记得记录所有医生的名字，以及他们所说的每一件事。因为在这样的情况下，家长的情绪可能非常激动，无法记住所有信息。因此，将这些信息记录下来非常重要，这样可以在之后更好地理解和跟进医生的建议和治疗方案。

通过这样的方式，家长不仅能更好地应对自己的情绪，也能为孩子提供更强有力的支持和理解，帮助他们渡过这段艰难的时光。

医生建议门诊治疗后，如何平衡门诊治疗与家庭支持

如果医生建议孩子进行门诊治疗，家长可能会不知道该如何在离开医院至孩子第一次治疗预约期间更好地管理家庭生活。为了更好地应对这种情况，家长可以主动询问医生是否有推荐的书籍或网站，以帮助他们处理当前的情况。

医生可能会建议，如果孩子表现出危险行为，应该将孩子带回医院。请医生详细解释这些危险行为具体指什么，并给出一些判断标准，以便家长能够区分哪些情况需要紧急就医，哪些情况可以在家中处理。医生可能在这方面的帮助有限，因为很少有医疗专业人员亲身抚养过有精神健康问题的孩子，他们可能不了解家长在家中的实际困难。因此，如果孩子有暴力行为，请要求医生示范如何安全地控制孩子，以将受伤的风险最小化。

回家后，家长可能会收到建议，比如锁起锐器和药物，或收起可能用来自残的物品。即使没有被特别告知，家长也应悄悄地采取这些措施，以降低孩子因冲动行为而导致意外的风险。此外，家长还可以在孩子的电脑和手机上屏蔽有关自杀方法的网站。互联网上虽然有很多有用的信息，但也充满了不良建议。

离开医院后，如何确保孩子的治疗连续性

如果孩子没有固定的门诊治疗团队，请尽量在离开医院前让医院帮助安排后续的心理治疗的预约。如果医院没有足够的心理治疗师来安排后续预约，可以采取以下措施：

- **联系医院社工：**询问是否有医院社工可以帮助安排后续的治疗预约。
- **寻找社区资源：**有时社区卫生服务中心或心理健康服务机构也能提供帮助。可以咨询当地的社区卫生服务中心，了解是否有相关的心理健康服务和资源。
- **利用学校资源：**如果孩子在上学，可以联系学校的心理辅导老师或心

理健康服务部门，寻求他们的支持和帮助。

- **使用在线资源：**很多在线平台提供心理健康服务，可以通过这些平台找到合适的心理治疗师，并安排在线咨询。

如果打算选择私人执业的心理咨询师，家长需要自己寻找并安排预约。这里需要注意的是，许多私人咨询师不接受医保支付。根据所在地和所需专业类型，每次咨询费可能在几百元至上千元不等。如果需要用药，需要寻找儿童精神科医生并支付费用。

心理干预的后续计划非常重要，请确保孩子在离开医院后能够继续得到必要的治疗和支持。通过积极沟通和坚持不懈的努力，家长可以为孩子安排好门诊预约，确保治疗的连续性和有效性。无论选择公立医院诊所还是私人咨询师，都要确保服务的可及性和经济可行性，为孩子的康复提供坚实保障。

当家长不同意医生的评估时，应该怎么做

作为家长，如果认为孩子有自伤及自杀风险或可能伤害他人，请明确表达您的意见，并具体说明您的担忧。以下是一些建议。

- 向医生详细说明孩子的近期行为和情绪变化，分享孩子可能向您透露的相关信息，以便帮助医生更全面地了解孩子的状况。
- 如果孩子已经在定期看心理治疗师，并且治疗师可以前往急诊室，家长可以请求医生与该治疗师进行沟通。您需要签署一份信息共享同意书，以便医生和治疗师可以共享相关信息。
- 如果医生仍然坚持让孩子出院，您可以询问医生，如果孩子回家后出现紧急情况应该如何处理，同时也要询问具体的步骤和应急措施，这有助于让医生重新审视孩子的情况。
- 如果医生坚持让孩子出院，请在出院文件上写明“家长已向医疗人员表达担忧，认为孩子不适合回家”，然后签字。这样可以作为记录，表明您已经表达了自己的担忧。

短期观察

一些医院设有短期观察单元，可以将孩子留在那里长达 72 小时。在某些地方，这被称为综合精神急诊计划。当孩子处于高风险状态，但尚不确定是否需要住院治疗时，短期观察单元可以提供一个相对低压力的环境进行评估。

这里的环境通常比较安静，没有太多的活动和干扰。这样可以帮助孩子在相对稳定的情况下接受观察。孩子在这里会受到全天候的观察和监控，以确保他们的安全。这种密切的监控可以及时发现和应对任何突发情况。在短期观察单元，孩子通常没有太多的活动安排，也不会立即接受治疗。这是为了减少外部刺激，让医生可以更清晰地观察孩子的自然状态。这里通常会提供一些基本的娱乐设施，如电视，以帮助孩子放松和打发时间。

当孩子有自杀风险或其他严重的心理问题，但尚不清楚是否需要住院治疗时，短期观察是一个有效的过渡措施。它可以为医生提供更多时间和信息来评估孩子的具体情况。通过几天的观察，医生可以更全面地了解孩子的心理和行为状态，这有助于制订更准确的诊断和治疗计划。

如果医生建议住院治疗，家长需要了解的应对细节

如果孩子被建议住院治疗，家长可能会需要一些时间和空间来处理情绪，可以借口“出去买点吃的”并趁机哭一场。此时孩子需要家长表现出勇敢和坚强，因为如果家长在孩子面前情绪崩溃，孩子可能会因此感到内疚，认为自己应该对家长的受伤负责。因此，即将住院的孩子的父母承受的压力可能比孩子自己承受的压力还要大。

找到合适的床位可能需要一天或两天，甚至更长时间，特别是在晚上、周末或节假日。这意味着孩子可能会在急诊室待较长时间。利用这段时间整理思绪，按顺序记录下近几个月发生的事件，回忆家族病史等信息。

年龄大一点的青少年可能有资格进入青少年或成人病房。如果可能，尽量选择青少年病房，因为成人病房的病情通常更为严重。

如果等待床位需要很长时间，不必觉得必须一直陪伴孩子待在急诊室。

可以与其他家庭成员轮换，出去吃饭，给孩子一些空间。孩子可能大部分时间都在看电视，家长也需要照顾好自己。回家拿一些孩子的必需品，如牙刷、洗漱用品（避免使用玻璃杯具）、睡衣（避免带拉绳）、内衣、拖鞋或无鞋带的鞋子，以及几天的换洗衣物。不要带孩子最喜欢的衣物，以免因住院而弄脏或丢失（如果孩子特别希望带，可与孩子讨论决定）。此外，可以带一些杂志、益智书或其他娱乐用品，因为病房通常不允许使用电子设备。还可以带些孩子喜欢的食物，因为医院的食物可能不合孩子口味。

记住，孩子住院并不代表家长是失败者，相反，以上都是非常勇敢的行为。通过安排住院治疗，家长正在为孩子的安全和健康作出最好的选择。

全面了解孩子住院治疗的过程

让孩子接受精神病院的住院治疗可能令人感到害怕和不安。了解预期发生的情况和所需的准备，将有助于使整个过程尽可能顺利。

孩子住院后，家长需要知道的第一件事

如果孩子从急诊室转介到住院治疗，家长可以同行。到达后，医院将进行入院评估，家长需要讲述导致孩子住院的经历，并提供家庭的精神疾病史。家庭成员一定要百分之百地诚实，因为遗传在精神健康中扮演着重要角色。例如，如果家族中有精神分裂症、自杀或酒精依赖等情况，应如实告知，这些信息有助于医生选择适合孩子的药物。

与其他医院一样，周末通常不会进行任何实质性的治疗或评估。如果孩子在周五、周六或周日入院，通常要到周一才能由常规治疗团队进行评估。医生会在与孩子见面后提出一个初步诊断（此过程通常不需要家长在场）。

孩子住院期间，家长可以打电话给护士站，了解孩子的情况。建议立即将护士站的号码保存到手机中，以免丢失。

医院会在什么时候联系家长

您可以询问医院在什么情况下会联系您。通常有以下三种情况。

● 药物调整

医院需要增加或更改孩子的药物时，会联系您征求许可（如果只是微调，通常不会联系您）。接到这样的电话时，请记下日期、时间、医生的名字和谈话内容。

● 事件通知

如果孩子卷入“事件”，例如，身体意外、其他病人造成的伤害，或孩子因暴力行为被带到隔离室，医院会联系您。接到这样的电话时，您应向医生索要详细信息。如果孩子被带到隔离室，了解他们是自愿的还是被强制的，是否使用了约束措施。记录这些信息，包括通话日期、通话人的名字，并在稍后与孩子交谈以了解孩子的视角。如有必要，也可以从目击者处了解情况。每个版本可能会有一些不同，这不一定意味着有人撒谎，可能只是角度差异。

● 家庭会议

医院可能会安排一次“家庭会议”来讨论孩子的出院计划。通常，这次会议会在实际出院前几天进行，因为制订详细的出院计划需要时间。参加会议的人员通常包括父母、住院的孩子、社会工作者和精神科医生。在会议上，家长需要详细记录会议内容，或者带一位亲戚或朋友帮助记录。会议将讨论孩子出院后的具体安排，包括后续的治疗计划、药物管理和心理支持等。确保已经安排好出院后的门诊治疗或其他形式的心理支持。详细记录会议中的重要信息，包括医生和社会工作者的建议、孩子的治疗计划等。会议记录可以帮助您在回家后更好地执行出院计划。

家长需要了解的住院流程与心理准备

当孩子被送往住院部时，工作人员会整理孩子的随身物品，并决定哪些可以留在病房。任何锋利的、玻璃制成的或长度足够系在脖子上的物品（包括腰带、衣服上的拉绳和鞋带）都是不允许的。一些医院可能会进行身体检查，以了解孩子的伤口和疤痕情况，然后孩子会被带到他们的房间，家长可能被允许一起去告别。

精神病房通常是上锁的，并安装了双重门系统。家长需要出示身份证才能进入病房，且通常不允许携带有相机功能的手机，以防止患者照片被发布到网上。护士会询问您访客名单上可以加入谁的名字。家长可以选择只列出那些对您和孩子有帮助的人，不必包括那些可能会批评您或孩子的亲戚。

家长离开孩子并锁上门后，极有可能会感到情绪崩溃，这是正常的。您可以哭泣，但如果感到不知所措甚至麻木，那也是正常的反应。

家长如何支持住院期间的孩子

首先需要了解的是，住院治疗的主要目的是使孩子的状态稳定到可以出院接受门诊治疗的程度。换句话说，医生无法在医院内完全治愈孩子的疾病，孩子的症状或行为充其量会改善 10%~20%。虽然这与您所经历的困境相比有所缓解，但极有可能达不到您的期望。

孩子的日常生活将按照固定的时间表进行安排，包括：

- 每天由医疗人员进行简短的检查；
- 每天安排简短的学习时间（通常为每天一到两个小时，主要是为了保持学习习惯，学习内容较简单）；
- 各种团体治疗课程，如应对技巧、小组讨论、精神健康知识和家庭治疗。

一些医院还会提供体验治疗，如动物治疗、音乐治疗、艺术治疗或园艺治疗。不过，不太可能进行个体一对一咨询。体验治疗的目标不是彻底解决问题，而是使孩子的状态稳定，以便转入门诊治疗，长期的治疗将在门诊进行。

病房的日常生活大部分时间比较单调，这可能会让家长觉得医院没有做太多事情。事实上，医院提供的是：

- **结构化日常：**团体治疗有助于让抑郁的孩子参与活动，同时也能帮助过度活跃的孩子放松下来；

- **药物管理：** 药物的调整和管理是住院期间的重要部分，通过药物帮助孩子稳定情绪和行为；
- **持续监测：** 医院对孩子进行 24 小时的监测，确保他们的安全和稳定。

通过这些措施，医院旨在为孩子提供一个稳定的环境，帮助他们准备好转入门诊进行长期治疗。家长在这个过程中需要给予理解和配合，共同为孩子的康复努力。

帮助孩子适应住院期间的规则与特权

大多数精神专科医院都制定了某种级别制度，孩子如果遵守行为规范就可以获得特权。家长不需要了解所有细节，因为孩子会向您抱怨这些规则。家长只需要点头表示理解和同情。

您不必每天都去探望。最佳的探访时间是在周末，因为那时孩子的活动较少，也较为单调。如果您计划带食物（孩子可能会请求您这样做），请提前询问医院允许带什么。带食物时请用纸袋，因为医院通常不允许用塑料袋。

医院会有很多规则，其中一些规则可能看起来很不合理。孩子可能会对这些规则感到不满，并在接下来几天向您抱怨。家长要做的就是耐心倾听，表示理解和同情，帮助孩子渡过这段时间。

用药期间，家长需要问医生哪些关键问题

住院期间，医生通常需要在实施任何药物变化之前与家长进行讨论。如果孩子在住院前已经有一位固定的精神科医生，请确保在孩子住院期间这位精神科医生能与住院医生保持联系。住院前的精神科医生对孩子的情况更为了解，也将负责监测药物变化的长期影响，因此，确保两位医生之间的信息交流非常重要。

需要询问的药物问题包括以下三种。

- **医生选择药物的理由**

询问医生选择药物的原因，以及有哪些可替代药物。如果家族中有成员

使用过类似药物或有类似问题，请告知医生哪些药物有效，哪些药物效果不佳。尽管孩子对药物的反应可能与家族成员不同，但在有多种选择的情况下，对其他家庭成员有效的药物是值得优先选择的。

- **药物的生效时间**

询问药物需要多久才能生效。一些精神类药物当天就会生效，但大多数药物需要使用一段时间才能发挥作用。例如，抗抑郁药可能需要使用4~6周才能达到最大功效。了解期待的效果以及期待的生效时间非常重要。如果药物在预期时间内没有效果，可询问医生下一步的计划。因为变化可能在孩子离开医院后才显现，应确保孩子的门诊精神科医生参与住院期间的药物决策。

- **常见副作用**

询问常见的药物副作用是什么以及症状通常持续多久。许多副作用会在一段时间后消失，但有些不会。例如，在用药最初的一两周内通常较大的问题是困倦，此外，还有一些药物可能会导致体重增加。如果家庭中有糖尿病史，请告知医生。此外，还应了解任何危险但罕见的副作用，包括这些副作用可能出现的时间，以及它们的表现形式。例如，拉莫三嗪在少数情况下会导致严重的皮疹。

详细记录孩子正在服用的药物、剂量的变化时间以及任何显著的行为变化。这些记录对于后续的治疗和药物调整非常重要。

孩子住院期间，家长如何调整自己的状态

当孩子在精神专科医院住院时，家长可能会有很多强烈的情绪。请允许自己去感受这些情绪。所有这些感受都是真实的——包括羞耻、内疚、恐惧、愤怒、悲伤和解脱。如果您能处理好自己的情绪，您将能够更好地帮助孩子。

伴侣的情感反应可能会与您的不同，这也是正常的，你们都可以有自己的感受。用所剩的情感余力，对彼此友善，因为你们都在以自己的方式承受着压力和痛苦。

无论您的思想和感受如何翻涌，有一件事您需要不断提醒自己：孩子是

安全的。这至少是一个值得令人感到安慰的事实。

现在孩子安全了，是时候照顾好自己了。虽然您可能需要一两天时间来宣泄和释放情绪，但在重新站稳脚跟后，务必要利用这段时间来充实自己。

为孩子的痛苦而做一些滋养自己心灵的事情并不是不尊重孩子。您也很重要，您经历了一场艰难的考验。而且，孩子会回到您的身边，挑战还没有结束，您需要利用这段时间来恢复并变得更强大。

您可以采用以下方法来照顾自己。

- **咨询和支持：** 如果您有自己的心理治疗师或心理咨询师，可以预约咨询。也可以找信任的朋友或家人谈心，寻求支持。
- **身体护理：** 做一些身体上的护理，比如足疗、按摩，或者只是简单的放松。
- **社交和娱乐：** 与朋友外出聚餐、看电影，或是去公园散步。找一些能让自己放松和开心的活动。
- **运动和锻炼：** 进行一些适度的运动，比如跑步、瑜伽或者在公园散步，帮助自己放松和恢复体力。
- **兴趣爱好：** 投入自己的兴趣爱好中，无论是阅读、绘画、园艺还是其他能够让您感到愉悦和满足的活动。

请注意，真正让您恢复活力的活动可能与平时的放松活动不同。我们常用“娱乐”来暂时麻痹自己，但那是一种逃避，而不是恢复。真正的“氧气”是那些能够使我们变得更强大、让我们的精力重新充沛的活动。请让自己恢复活力吧！

通过这些方式，家长可以在孩子住院期间照顾好自己，恢复体力和精神，以更好地支持孩子的康复。

接到孩子抱怨或表达愤怒的电话时，家长该如何回应

当孩子住院时，家长可能会感到内疚和担忧，这些情绪可能会因为孩子的反应而加剧。孩子常常对住在精神专科医院中感到羞耻、困惑和害怕。由于他们是孩子，他们可能会把这些感受发泄在最亲近、最安全的人（也就是

家长）身上。

您不会是第一个被孩子称为“世界上最糟糕的父母”的人，也不会是最后一个被孩子质问“你怎么能这样对我”的家长。不要把这些话放在心上，即使它们听起来很伤人。无论您的恐惧有多深（以及孩子的指责有多严厉），他们很可能不会永远恨您。事实上，他们甚至可能不会记得住院的细节，就像家长们不一定记得生孩子时所有的细节一样。他们会记得自己受过的苦。所以，当您反复接到表达愤怒的电话或听到孩子撕心裂肺地请求离开医院时，请深呼吸。

您可以尝试与孩子讲道理，但不要指望能有太大效果。记住，他们现在并不是完全清醒的自己，逻辑很难有效地化解他们的情绪。通过承认和同情他们的感受，您可能会取得最大的进展：

“听起来你真的很害怕。”

“你一定对必须待在那里感到非常愤怒。”

“你听起来很痛苦。我很抱歉事情那么艰难。”

当您得到像“我当然很痛苦！你真的觉得我在这里会变得开心吗？”这样的激烈回应时，您就应该知道自己走对了路。深呼吸，回应孩子的感受，而不是他们的话。继续表达理解和同情：“唉，我很抱歉事情那么糟糕。我真希望有更好的办法，但目前没有。”

如果您觉得自己无法应对这些情绪，或孩子的来电实在太多，可以与医护人员商量限制孩子的电话使用。或者，您也可以选择不接每个电话。您不必每时每刻都“在那里”陪伴孩子。设定限制是可以的，甚至是健康的。

家长如何为孩子合理争取权益

如果您有在其他医院住院的经验，您会知道即使在设施优良的医疗环境中，也可能会遇到态度不好的护士、不善于倾听的医生或某些让人不快的护理问题。为了确保孩子得到最好的护理，家长需要积极为孩子争取权益。有三个常见的难点。

● 情绪波动

家长的情绪往往很高涨，需谨慎避免过度反应或草率下结论。如果孩子描述了一件让他感到痛苦或处理不当的事件，请记下他的描述。提醒自己，孩子的状况可能影响了他的看法，这样可以帮助您以开放的心态与工作人员沟通。例如，“我儿子对所发生的事情感到不安，您能告诉我具体情况吗？”这样的询问比直接指责更容易得到诚实的回复。

● 不了解医院系统

家长要深入了解医院的运作方式可能很困难。尽量与多位工作人员建立友好关系，记住他们的名字，并在探访时穿着得体。在与医院工作人员交流时，保持冷静和理智，详细记录讨论的内容、提出的问题、得到的答复以及任何重要的信息。即使无法理解所有情况，您也会逐渐掌握一些关键点。如果对某个问题有疑虑，且多次提出询问仍未得到回应，可以私下向熟悉的、值得信赖的医院工作人员请教；如果通过普通渠道无法解决问题，可以向医院的管理层或行政部门反映，寻求更高层次的干预和解决。

● 工作人员的反应

工作人员对家长诉求的反应各不相同。有些人会非常热情并主动提供帮助，有些人可能会表现得敷衍。与工作人员建立良好的人际关系是关键，激发他们的同情心会让他们更愿意提供帮助。如果您有伴侣，可以安排一个人扮演“红脸”，另一个人扮演“白脸”（这些角色可以根据与不同工作人员的关系和班次进行调整）。

孩子即将出院，家长如何表达担忧

可能当您刚刚适应孩子的住院治疗时，医院就要开始讨论出院事宜了。您可能会觉得孩子还没有做好回家的准备，这种感觉是正常的。通常，出院讨论会在实际出院前几天甚至一周前进行。

如果您的第一反应是想大喊“不要出院！”，请暂停，冷静思考一下。这可能是因为您突然想起住院前的艰难情况，并对未来的不确定性感到不安。

给自己一些时间来处理这些情绪。

另外，您对出院计划的担忧可能是因为您直觉上觉得孩子还没有准备好回家。这种担忧是值得重视的。请务必向医生清楚表达任何具体的担忧，特别是如果在与孩子的私下交谈中，他们表示仍然有自伤甚至自杀的想法，或者您怀疑孩子为了出院而隐瞒了真实情况，更要及时沟通。

有些家长可能会因为医院想要延长住院时间而感到不安，可以询问医院延长住院时间的原因。常见的原因包括医院可能还没有为孩子安排好出院后的继续治疗方案，或者医生可能认为孩子的健康状况还没有达到可以安全回家的标准，必须在住院期间进一步观察和治疗，直到孩子的状态符合安全出院的要求。

孩子出院前，家长需要做哪些准备

如果孩子有自杀倾向或曾反复自伤，您需要在孩子出院前，向医生了解药物的安全剂量和过量服用的风险。虽然这个话题令人不安，但很重要。您可能要购买一个锁箱或保险柜来安全地存放药物，还需要一个药物分装盒，以便一次准备一周的药物。

询问医生是否可以安全地将一周的药物放在外面。如果医生不确定，建议使用可拆卸的小药盒，以便一次取出一天的药物。这样一来，您可以将大部分药物安全地存放在锁箱中，每次只取出当天所需的药量。

在孩子出院之前，请彻底检查并清理家中的房间，特别是孩子自己的房间。根据您的孩子曾使用的自伤方式或曾考虑的自杀方法，移除或储存相关危险物品。比如，将所有处方药（包括家中父母的、祖父母的）和非处方药（如泰诺和阿司匹林）锁起来；将有毒物品（包括有毒的清洁产品）或锋利物品（如剃须刀和刀具）收起来。并且尽量确保在接下来的几周内，孩子不会被单独留在家中太长时间。

如果您怀疑孩子已经私藏了危险物品，但找不到它们，可以检查一些常见的藏匿地点，比如床垫下或床垫内；衣柜的高处或角落；书架后面或书本中间；抽屉的夹层或底部；一些玩具或装饰品内部；电子设备（如旧电脑、音响等电子设备）的外壳内，等等。

在孩子出院前，确保医生或医院提供详细的出院指示，包括后续的护理和治疗计划。签署一份声明，表明您希望收到一份出院小结的副本，并明确指定希望将出院小结发送给谁（例如，孩子的门诊医生）。如果孩子在住院期间接受了心理或教育心理测试，请在离开医院前确保您已经拿到这些测试结果的副本。

家长如何帮助孩子适应从医院回家后的过渡期

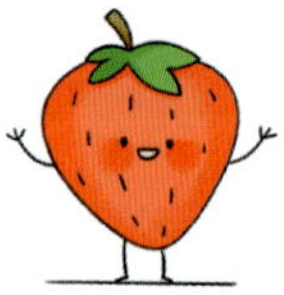

如果您的孩子经历过住院，现在终于要出院了，那么住院的困境就已经成为过去。现在您需要思考如何帮助孩子平稳过渡，这无疑是一项艰巨的任务。

此时，您的孩子可能已经对回家的生活充满了理想化的期待，您可能也忘记了他们住院前在家时产生的困难，同时，家庭中的其他孩子可能也已经习惯了住院的兄弟姐妹不在家，以及他们因此而得到的更多的关注。

重新适应家庭生活是一个艰难的过程。第一天可能会比较顺利，因为每个人都会很高兴地把医院的经历抛在脑后。然而，在接下来的一到两周内，您将需要非常多的耐心。请记住，您的孩子并没有完全康复，无论您多么希望这场磨难已经结束。您不能期望他们表现得如同痊愈一般。医院只是稳定了他们的病情，以便他们能够转到门诊治疗。

孩子在住院期间的某些不良行为并没有完全消失，只是暂时得到了缓和，比如，孩子可能在住院前经常因为小事发脾气自伤，现在情况可能会稍微好一些。那些导致孩子产生这些行为的问题和环境因素（学业压力和人际冲突）依然存在，没有完全解决。孩子的焦虑、愤怒、偏执、强迫症或抑郁症等问题可能有所好转，但并没有彻底消除。这些症状的发作可能只是变得不那么频繁或持续时间变短，但问题依然存在。

因此，孩子的康复过程难免会有波折。您需要不断提醒自己，波折不是灾难的预兆。当孩子再次表现出类似住院前的行为时，家长需要深呼吸，保持冷静，不要立即认为一切都回到了原点。应该提醒自己，孩子的康复是一个渐进的过程，偶尔的波折是正常的。保持耐心和同情心，继续支持孩子，帮助他们逐步适应和恢复。

帮助孩子缓解压力，逐步恢复生活节奏

孩子可能会对恢复过程中的波折感到非常害怕，甚至比家长还要害怕。家长和孩子可能都没有意识到，医院的生活实际上比家里简单得多。医院里的规则、行为期望和后果是固定的，医护工作者在面对孩子的行为或情绪爆发时，会按照医院的既定程序和协议进行处理，而不会因为这些行为而感到惊慌或失措。他们有专业的培训和应对措施来管理这些情况。所以，尽管回到家是好事，但势必伴随着压力。

家里可能有更多让孩子感到紧张或情绪波动的因素，例如家庭成员之间的冲突、噪声或其他环境变化。在家里，孩子可能会面临更多的诱惑，例如不健康的食物、电子设备或其他让他们分心的事物。孩子可能会在家里恢复一些不健康的行为习惯，例如沉迷于手机、电脑游戏或其他不利于康复的活动。家人们可能对孩子有一些期望，希望他们尽快恢复正常，这些期望可能会给孩子带来额外的压力。在医院里看起来容易处理的问题，回到家后可能会变得更加复杂，因而让孩子的压力水平更高。

父母可以采取以下方法，有效地帮助孩子缓解压力。

● 表达理解和支持

对孩子说：“我很高兴你回来了。他们告诉我重新适应家庭生活可能会有压力，我想让你知道，我并不期望一切都完美，我不期望你完全康复。难免会有波折，我自己也不能把所有事情都处理得很完美，所以有波折也没关系。我想让你知道我爱你，我们会一起克服这些波折。”当问题出现时，停下来，深深吸一口气，然后说：“记得我说过会有波折吗？这就是一个波折。我们会克服它的。”

● 保持冷静

家长的任务是退后一步，远离自己的期望和情绪，尽可能保持冷静。倾听孩子的感受，为孩子提供舒适的物品，比如他们最喜欢的食物、一杯茶、一个毛绒玩具、一段舒缓的音乐，这些都会有所帮助，至少比对孩子大喊大叫要有效得多。

● 寻找支持

如果需要发泄，可以私下找一个能理解你的人倾诉，他们可以提醒你这只是一个小波折。如果有伴侣，可以轮流照顾孩子，当一方感到疲惫、焦虑或失去耐心时，另一方可以接手。

通过这些方法，可以帮助孩子减轻回家的压力，逐步适应家庭生活，促进他们的康复。

家长应如何应对出院后的高风险期

如果孩子在住院前有自杀计划或自杀的尝试，医生可能会告诉您，出院后的前三个月是重复尝试的高风险期。这听起来令人不太愉快，尤其是在经历了所有的辛苦之后。你的任务是找到一种方法，在不过度干涉孩子生活的情况下，监控他们的心理状态，同时也不要被自己的担忧压垮。需要注意以下几个方面。

● 寻找有效的减压方法

无论是运动、冥想、瑜伽、正念练习、深呼吸、写日记、长时间淋浴或是与自己的治疗师交谈来缓解压力，只要是对您有效的方法，都可以使用。重要的是要有一套日常的预防措施，帮助您将基线焦虑保持在合理水平，同时也需要一些即时的技术来应对突发的紧急情况。如果需要药物帮助，请在医生指导下使用，但要注意避免滥用。

● 使用健康的交流技巧

在与青少年交流时，使用一些有效的技巧非常重要。压力时刻，我们往往会恢复不健康的旧习惯，因此，通过阅读相关资料，将健康的交流习惯牢记在心是很重要的。要保持开放和理解的态度，倾听孩子的感受和想法，避免急于评判或立即给出解决方案。这样可以让孩子感觉到被尊重和理解，有助于他们敞开心扉，表达内心的真实想法。

● 知道如何应对自残想法

如果孩子告诉您他仍然有自残的想法，可以与孩子的治疗师沟通，获取专业建议。了解被动自杀和主动自杀观念之间的区别，可以帮助你保持冷静和理性，采取合适的行动。

被动自杀观念指的是孩子可能有想死的念头，但没有具体的计划或行动意图。例如，他们可能会说“我觉得活着没意思”或者“我希望自己从未出生”。这些话表明他们对生活感到绝望，但并没有积极采取行动的打算。

被动自杀观念的应对策略包括：保持开放地对话，让孩子表达他们的感受；与孩子的治疗师沟通，制定应对策略；注意孩子情绪和行为的变化，及时采取措施。

主动自杀观念指的是孩子不仅有自杀的念头，而且有具体的计划和行动意图。例如，他们可能会说“我打算用药物自杀”或者“我想跳楼”。这种情况下，他们不仅仅是感到绝望，而是已经计划并准备采取自杀行动。

主动自杀观念的应对策略包括：立即采取行动，确保孩子的安全。比如，移除任何可能用于自杀的物品。联系紧急服务、心理危机干预中心或带孩子去急诊室。在专业人员到来之前，密切监督孩子，确保他们不离开你的视线。

● 寻求门诊支持

门诊团队可能会建议孩子在出院后增加心理治疗和精神科医生的预约次数，以确保孩子得到持续的关注和支持。家长可能会因为需要安排更多的时间和精力来陪伴孩子进行治疗而感到有负担，也可能会因为医疗费用增加而感到压力。尽管如此，定期评估孩子的安全性非常重要。特别是在孩子的药物调整期间，医生需要频繁监测药物的效果和副作用，确保孩子的康复进展顺利。

使用家长日志全面记录孩子的情况

记录孩子的情况对于家长和医生来说非常重要。虽然这需要花费不少时间，但这样做有很多好处，因为在情绪紧张的情况下，人们很难清楚地记住所有细节，而记录日志可以帮助家长客观地衡量和跟踪孩子的变化趋势。另外，当家长觉得孩子的状况恶化时，向医生提供详细的记录数据会更容易解释和解决问题。家长日志中可以包含以下内容。

● 药物及剂量变化

记录孩子正在服用的药物，以及剂量变化的时间。例如，如果副作用在服药一个月后才出现，你可能会不记得今天增加了剂量，这样不利于药物监测。做好记录，你和医生就不会将副作用误以为是新症状并添加其他药物。未来的医生也可以参考这些记录，了解哪些药物已经尝试过以及为什么被停用。

● 症状及频率

记录孩子的症状及其出现的频率。如果孩子出现情绪崩溃，记录崩溃的次数、持续时间和严重程度，关注前因、行为、后果和规律性。如果孩子有抑郁症，描述他们每天起床的时间、恢复活动的时间、注意力持续时间、食欲变化以及社交互动等信息。

● 日常和外部压力

记录生活中的重大变化或压力源，有助于判断孩子的行为变化是否与环境事件、药物调整或情绪波动有关。比如，记下学校时间表（如新学期的开始、班级调整、考试时间、作业负担增加）和家庭结构的所有重大变化（如父母的工作变化、家中成员的进出、搬家、家庭成员生病或去世等），以及一些较小的问题（如孩子与朋友的争吵、女儿的月经周期等）。

● 让你担忧的言行

记录孩子的言行中让你担忧的部分。如果在向治疗团队表达孩子的情绪波动或冷漠程度时遇到困难，这些记录会特别有帮助。记下具体的事件和孩子说过的话，并与孩子的治疗师分享。

出院后父母需要监督孩子的哪些方面

在孩子回家后，医院可能没有明确指导家长需要在哪些方面进行监督。以下是需要与孩子的治疗团队讨论的内容。

- 孩子可以独自待多长时间?
- 孩子多久可以恢复正常的活动?
- 孩子可以去朋友家吗?（最初最好将所有探访都安排在自己家里进行）
- 如何逐步恢复孩子之前的独立水平?

家长可能会对所需承担的监督感到不满。建议与伴侣轮流照顾孩子，或者请可信赖的朋友或家人帮忙，以便有喘息的时间。尽管家长可能渴望在周末休息，但在孩子的稳定性尚未评估清楚时，不应操之过急。

虽然这种情况可能会让人觉得无休止，但并不是真的没有尽头。保持节奏，学会处理自己的感受，并向孩子的治疗团队寻求帮助，这样可以帮助你渡过难关。

学生自杀未遂后的返校指南

经历过自杀未遂的学生在返校时面临诸多挑战。自杀未遂背后的问题依然存在，而现在他们还需要面对因尝试自杀而住院的现实。同龄人往往对从精神专科医院返回学校的学生并不友好。尽管许多专业人士在努力消除精神疾病的污名，但仍有不少学生感到被标签化。

学校教职员工可能也不知道如何支持返校的学生。比如，有些教职员工可能不够敏感，会在办公室或走廊上无意中说出其他学生可能听到的话；还有些教职员工对心理健康问题治疗的认知可能比较陈旧，不利于学生的康复。

以下建议能帮助学生更好地适应返校生活。

- **给予控制感：**在学生返校前与其会谈，一起讨论他/她希望老师和同学知道什么、不知道什么。通过角色扮演练习，帮助学生准备不同情况下的回应，可以有效减少他 / 她的焦虑。教他 / 她如何拒绝谈论不愿分享的话题。

- **与家长沟通：** 询问学生及其家长是否允许让一些老师和学生了解他 / 她的情况，以及他 / 她希望被如何对待。学生的班主任和心理老师也应在获得同意的情况下，与外部治疗师交流，并阅读学生的出院计划和建议，给学生建立安全网。

- **个性化关注和跟进：** 如果自杀未遂的情况未被广泛知晓，学校无须了解学生缺席的细节。但应让与学生直接接触的教职员工成为持续监控风险的安全网的一部分，并指导他们如何提供最有效的帮助。

- **尊重隐私：** 如果学生不愿谈论缺勤的原因，应尊重他们。如果其他人都知道这个情况，可以通过角色扮演帮助学生为同龄人或教职员工可能提出的评论和问题做准备。如果没有其他人知道相关情况，可以帮助学生准备一个简短的回应来解释他 / 她的缺席，充足的准备可以大大减少他 / 她的焦虑感。

- **学业支持：** 与学生讨论缺课期间的作业和家庭作业，调整返校后的期望。告知学生可以向老师寻求帮助，或指派一名同学帮助他 / 她赶上进度。有些老师可能会给学生安排一个项目或家庭作业，以赶上学业进度。

- **关注社交互动：** 密切关注学生的学业表现和社交互动。如果发现他 / 她被孤立或被同龄人排斥，或学习进度落后，应及时与学生和其他老师沟通。

- **监控出勤情况：** 关注学生的缺勤、迟到和上课期间的请假请求。如果有担忧，请提醒学校的相关工作人员。

- **利用学校资源：** 鼓励学生利用学校辅导员等资源，获得额外支持。始终向相关人员提供定期反馈。

一些学校可能有书面政策，指导学生在自杀未遂后如何返校。这通常要求在学生返校前，学校与学生、家长或监护人及相关学校工作人员举行会议，讨论学生日常或课程安排的调整。在某些情况下，学校可能为适应精神药物的学生实施个性化的支持计划，明确学生的作业、时间表和考试方式的调整方法，直到学生稳定下来，可以再次完全参与学校生活。

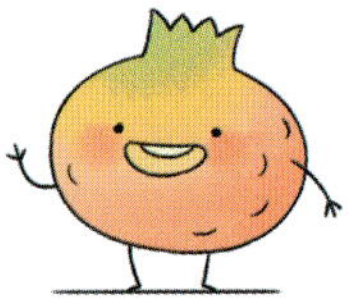

第五部分

长期支持和预防

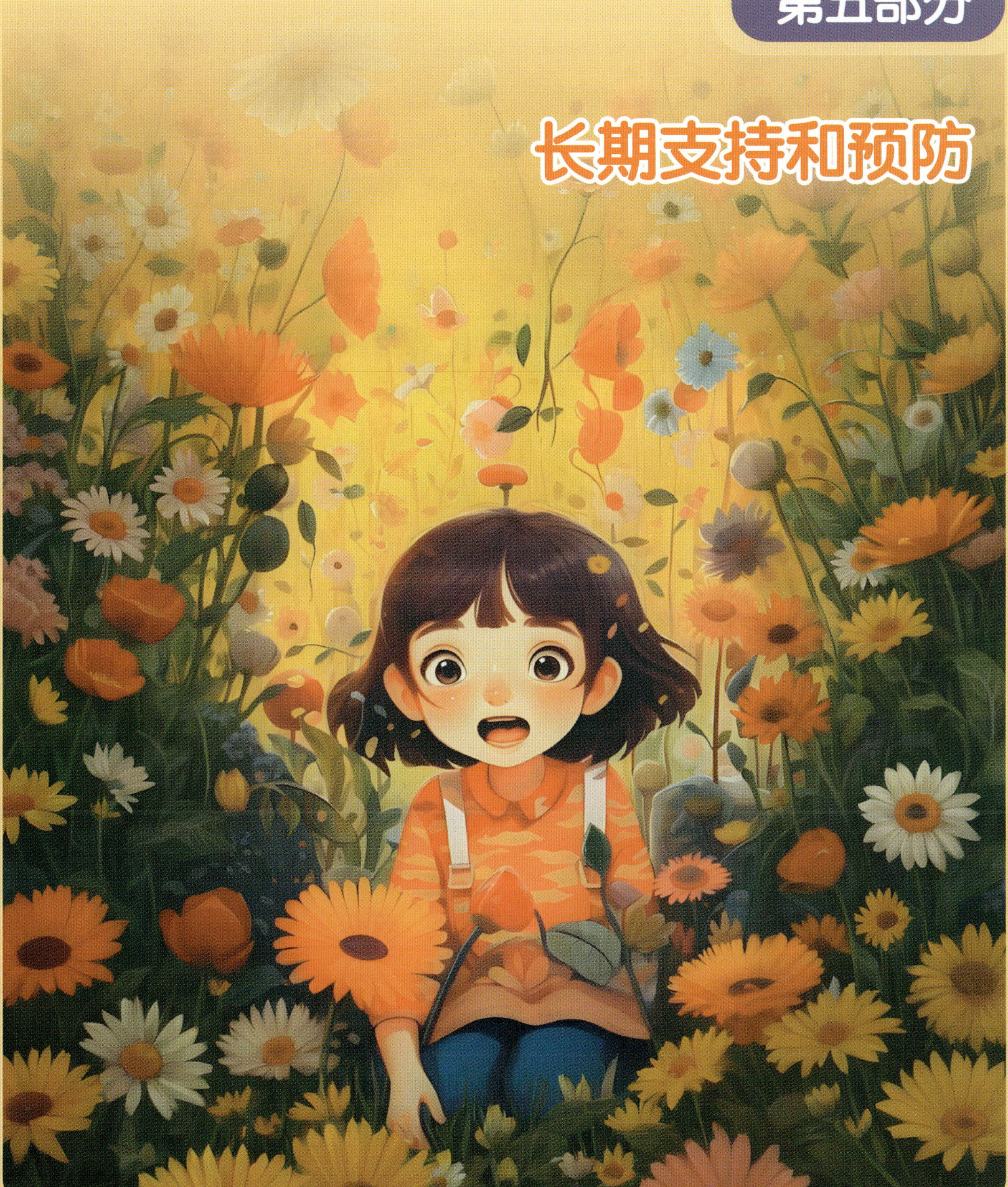

与自伤疤痕共存——家长和老师的指导

疤痕是我们的身体自我修复过程的一部分。当皮肤受到伤害后，身体会生成新的皮肤组织来修复受损部位，从而形成疤痕。对于自伤者来说，自伤行为留下的长期甚至终生的疤痕不仅是身体上的痕迹，更是情感上的记忆，提醒着他们曾经经历过的困难时期。作为家长和老师，了解这些疤痕的存在及其意义，是支持和帮助孩子的重要一步。

如何减轻疤痕的明显程度

虽然有些疤痕是永久性的，但一些方法可以减轻它们的明显程度。

- **使用护肤品：** 市面上有许多油类和乳霜类产品，专门用于淡化疤痕。这些产品可以帮助皮肤愈合，且有助于疤痕的淡化。可以向药剂师寻求建议。

- **文身覆盖：** 有些人选择用文身来覆盖疤痕。虽然不是每个疤痕都能完全被文身掩盖，但这是一个将疤痕转化为艺术的选择。注意，一定要选择专业、卫生的文身师。

- **使用遮瑕化妆品：** 市场上有专门用于遮盖疤痕的化妆品，这些产品比日常使用的化妆品更厚重，且防水效果更好。使用这些产品时，需要练习并掌握正确的方法，以达到最佳效果。

- **手术：** 在极端情况下，可以考虑整形手术或皮肤移植手术。这类手术可以改善疤痕的外观，但并不能完全去除疤痕，并且手术本身也可能留下新的疤痕。

接受疤痕

除了上述方法，最重要的是学会接受疤痕。疤痕是孩子的过去经历的一部分，代表着他们的坚强与康复。家长和老师应该帮助孩子理解，疤痕并不意味着羞耻，而是他们成长和变得更强大的标志。

接受疤痕并不容易，关键是正确面对他人的看法。当前社会对于自伤行为仍有许多误解，但我们要努力改变这些偏见。其实，疤痕并不可怕，孩子不需要为它感到羞愧。

作为家长和老师，理解和支持孩子与自伤疤痕共存是至关重要的。通过科学的方法改善疤痕的外观，并通过情感支持帮助孩子接受和面对这些疤痕，可以让孩子更自信地面对未来。无论疤痕如何，这些孩子都是坚强的幸存者，他们值得我们给予所有的关爱和支持。

自闭症与自伤行为

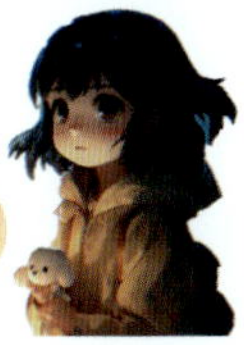

在自闭症谱系障碍（ASD，简称自闭症）患者中，自伤行为非常普遍。据估计，20%~30% 的自闭症患者会以某种方式自伤。

自闭症患者的自伤行为与普通人群的自伤行为（如切割或烧伤）有所不同，前者可能没有明显的外部诱因，并且常常以重复性非常高或有节奏的方式出现，主要表现为以下四种形式。

- **自咬：**咬自己的手或身体其他部位。
- **敲打头部：**用手或物体敲打自己的头部。
- **拳击：**用拳头击打自己或物体。
- **过度抓挠：**反复抓挠皮肤。

自闭症患者的自伤行为被视为一种挑战性行为，也被认为是自闭症病状的一部分，反映出患者在某些情况下难以控制或管理自己的行为。

自闭症患者的自伤原因

自闭症患者的自伤行为可能有多种原因，包括以下四种。

- **刺激反应：**一些自闭症患者在低水平唤醒状态下，通过自伤行为来提高唤醒水平。
- **社交原因：**自伤行为可能是为了沟通需求，如寻求关注或获取某些具体的东西。当这些需求因为自伤而得到满足时，这种行为就会被强化。

- **逃避不舒服的情况：** 在不愿意的情况下或被要求做不喜欢的事情时，自伤行为可以帮助个体逃避这种体验，或者传达他们的不满。
- **情感表达：** 由于沟通困难，自闭症患者可能无法通过言语表达自己的感受，导致挫败感不断积累，最终通过自伤行为来释放。

进食障碍与自伤行为

进食障碍主要表现为不健康的饮食习惯和对体重、体型的极端关注。这些行为不仅对身体健康有害，也会影响患者的心理健康和日常生活。青少年常见的进食障碍类型包括神经性厌食、神经性贪食和暴食障碍。

神经性厌食的特征为：极度限制饮食，导致体重明显低于正常水平。患者通常对体重增加有强烈的恐惧感，尽管已经非常瘦弱，仍然认为自己过胖。患者的体重严重低于正常标准，极度害怕体重增加，自我体像扭曲，严重营养不良。

神经性贪食的特征为：反复暴饮暴食，随后通过催吐、使用泻药、过度运动等方式来排出食物，控制体重。这种行为通常隐秘地进行，并伴有强烈的羞愧和内疚感。患者情绪波动较大。

暴食障碍的特征为：周期性地暴饮暴食，但不采取催吐等补偿行为。患者在暴食时失去控制感，而在事后感到极度的懊悔和自责。患者的体重通常过重。

自伤与进食障碍的交集

自伤和进食障碍之间有着密切的联系。大约 25% 的进食障碍患者同时也有自伤行为，尤其是在暴食—催吐周期的神经性贪食患者中。这两种行为不仅仅是对身体的伤害，更是孩子用来应对内心强烈情感的方式，如愤怒、羞愧、悲伤、孤独或内疚。

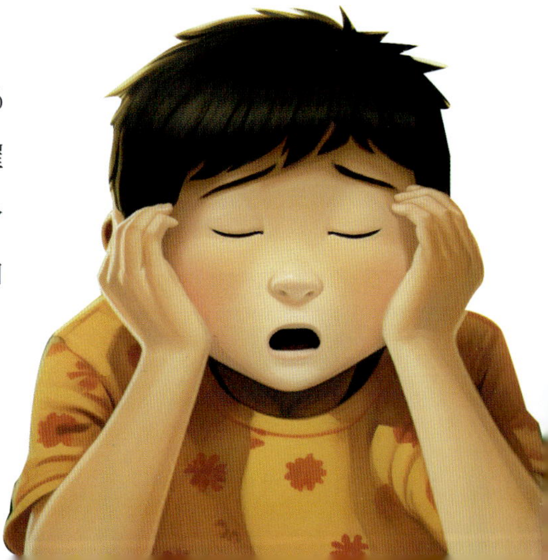

自伤和进食障碍的原因

进食障碍和自伤往往都是由以下原因造成的。

- **低自尊：**孩子常常会对自己的身体感到厌恶，对自己的形象不满意，从而导致自伤。

- **情感处理方式：**自伤和进食障碍都是孩子常用来处理强烈负面情绪的方法。当他们无法通过健康的方式表达或处理这些情感时，便可能转向自伤或控制饮食。

- **控制与惩罚：**在进食障碍的世界里，孩子可能通过自伤来惩罚自己未能遵守严格的生活限制，或是从这种严格的生活限制中获得解脱。

边缘型人格障碍与自伤行为

边缘型人格障碍（borderline personality disorder，BPD）的特征是情绪不稳定、人际关系紧张、自我形象不稳定和冲动行为。BPD 患者常常经历强烈的情绪波动，并且在处理压力和情感时面临巨大挑战。尽管 BPD 在普通人群中的患病率相对较低，但对患者和周围人群的影响非常显著。

BPD 患者的自伤行为

自伤行为在 BPD 患者中非常常见。患者在情绪极度困扰或感觉麻木时，常常将自伤行为作为寻求情感释放或重新获得感觉的一种方式。

- **情绪调节：**BPD 患者常常难以调节自己的情绪。当他们感到极度愤怒、悲伤、焦虑或空虚时，自伤行为可以帮助他们暂时缓解这些强烈的情绪。自伤后，身体产生的疼痛感和随之而来的内啡肽释放，可以暂时减轻情绪上的痛苦。

- **控制感：**在情绪失控的情况下，自伤行为可以让 BPD 患者感到对自己身体的控制感。这种控制感在他们日常生活中往往难以获得，因此自伤成为一种短暂的自我掌控手段。

- **情感表达：** 对于许多 BPD 患者来说，自伤是表达内心痛苦的一种方式。当他们无法通过语言或其他方式表达自己的情感时，身体上的伤痕便成为他们内心痛苦的象征。

- **寻求帮助：** 有些患者通过自伤来吸引他人的关注，希望通过这种极端的方式来获得理解和支持。自伤行为有时是一种无声的求救信号，表明他们在情感上感到极度孤立和绝望。

BPD 患者常见的自伤行为

BPD 患者的自伤行为多种多样，通常包括以下形式。

- **切割：** 使用刀片、玻璃或其他锐利物品在皮肤上划开伤口；
- **烧伤：** 用火柴、打火机或灼热的物体烧伤皮肤；
- **撞击：** 用拳头或头撞击墙壁或其他坚硬物体；
- **拔毛：** 强迫性地拔掉自己的头发、眉毛或其他体毛；
- **自残性饮食行为：** 故意过量饮食或拒食，造成身体伤害。

BPD 患者的自伤行为的心理机制

自伤行为的心理机制复杂多样，包括生物、心理和社会因素的综合作用。

- **生物因素：** 一些研究表明，BPD 患者的脑部结构和功能可能与常人不同。例如，负责情绪调节的杏仁核在 BPD 患者中可能更为活跃，而前额叶皮质在控制冲动和决策方面可能功能较弱。

- **心理因素：** BPD 患者通常经历过童年时期的创伤、虐待或忽视，这些经历可能导致他们在成年后难以形成稳定的自我形象和情感调节能力。

- **社会因素：** BPD 患者往往在成长过程中缺乏稳定的社会支持系统，他们的人际关系复杂且不稳定。这种缺乏支持的环境可能进一步加剧他们的情绪不稳定和自伤行为。

参考文献

[1] 世界卫生组织．ICD-11 精神、行为与神经发育障碍临床描述与诊断指南 [M]．王振，黄晶晶，主译．北京：人民卫生出版社，2023.

[2] National Alliance on Mental Illness. Understanding and Assessing Self-Harm: What You Need to Know [EB/OL]. (2024-08-03)[2024-11-30]. https://www.nami.org/complimentary-health-approaches/understanding-and-assessing-self-harm-what-you-need-to-know/.

[3] Sandstone Care. Self-Harm: Understanding the Reasons Behind Self-Injury [EB/OL]. (2024-09-18)[2024-11-30]. https://www.sandstonecare.com/blog/self-harm/.

[4] American Psychiatric Association. Diagnostic and statistical manual of mental disorders[M]. 5th ed. Washington, DC: American Psychiatric Publishing, 2013.

[5] World Health Organization. Mental health of adolescents[EB/OL]. (2024-10-10)[2025-04-30]. https://www.who.int/news-room/fact-sheets/detail/adolescent-mental-health#:~:text=Emotional%20disorders%20are%20common%20among,and%20unexpected%20changes%20in%20mood.

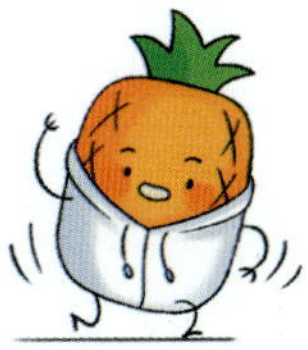

术语解析

自伤（self-harm）：指一个人故意对自己身体造成伤害的行为，如切割、烧伤、撞击等，通常不是为了自杀，而是为了减轻情感痛苦。

非自杀性自伤（non-suicidal self-injury，NSSI）：指故意对自己身体造成伤害但不意图自杀的行为，常见于青少年，如切割或烧伤自己。

自杀念头（suicidal thoughts）：指一个人反复想着结束自己的生命，这些想法可能很强烈，但不一定会付诸行动。

自杀风险评估（suicide risk assessment）：由专业人员进行的评估，目的是确定一个人自杀风险的高低，并制定相应的干预措施。

触发因素（trigger factors）：指那些引发强烈情绪或行为反应的事件或情况。例如，某些压力大或情绪低落的情境可能会引发自伤的冲动。

保护性因素（protective factors）：减少个体自杀和自伤风险的积极因素，如良好的社会支持、有效的应对策略和稳定的家庭环境。

情绪调节（emotional regulation）：指管理和控制自己的情绪，以健康的方式应对和表达情绪。

情感失调（emotional dysregulation）：指个体在情绪反应上表现出过度或不足，难以适当调节自己的情绪。

心理创伤（psychological trauma）：由经历极端压力或创伤事件引起的心理和情感反应，可能导致长期的心理健康问题。

认知扭曲（cognitive distortions）：不准确或偏离现实的思维模式，可能导致负面情绪和行为，如过度概括或灾难化思维。

正念（mindfulness）：一种关注当下、接受自己的情感和想法的练习，帮助个体保持冷静和专注。

辩证行为疗法（dialectical behavior therapy，DBT）：一种心理治疗方法，结合正念和认知行为疗法，帮助学会处理情绪、改善人际关系和减少自伤行为。

认知行为疗法（cognitive behavioral therapy，CBT）：一种心理治疗方法，通过改变不良的思维模式和行为来改善情绪和应对问题。

药物治疗（pharmaco therapy）：通过使用药物来治疗心理健康问题，如抗抑郁药和抗焦虑药。

家庭治疗（family therapy）：一种心理治疗形式，由家庭成员共同参与解决家庭中的问题和冲突，提高家庭功能。

危机干预（crisis intervention）：在紧急情况下提供的立即帮助，旨在迅速缓解危机和保护个体安全。

附　录

相关量表

- **各类儿童和青少年情绪障碍筛查量表**

各类情绪障碍筛查量表的儿童或青少年版本，可用于检测抑郁、焦虑和情绪失调等情绪障碍，帮助早期识别儿童和青少年可能存在的心理问题。

- **儿童自伤行为评估量表（Child and Adolescent Self-harm Inventory, CASI）**

专门用于评估儿童和青少年的自伤行为，包括行为频率、形式和严重性。

- **青少年生活满意度问卷（Adolescent Life Satisfaction Questionnaire, ALSQ）**

测量儿童和青少年的总体生活满意度，帮助评估他们的幸福感和心理健康状况。